TRAVAIL DU LABORATOIRE DU Dr DEJERINE A LA SALPETRIÈRE

Les Lésions du système grand sympathique dans le tabes et leur rapport avec les troubles de la sensibilité viscérale

PAR

Le Dr Jean-Ch. ROUX
ANCIEN INTERNE DES HOPITAUX DE PARIS

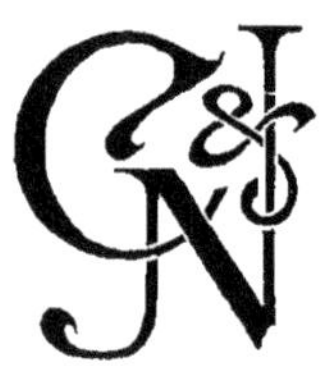

PARIS
GEORGES CARRÉ ET C. NAUD, ÉDITEURS
3, RUE RACINE, 3

1900

TRAVAIL DU LABORATOIRE DU Dr DEJERINE A LA SALPÊTRIÈRE

Les Lésions du système grand sympathique dans le tabes et leur rapport avec les troubles de la sensibilité viscérale

PAR

Le Dr Jean-Ch. ROUX
ANCIEN INTERNE DES HOPITAUX DE PARIS

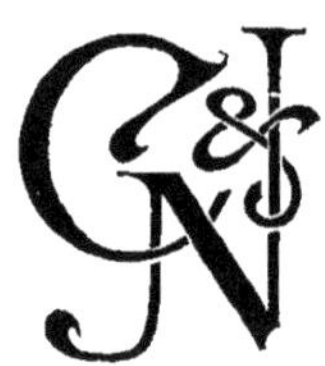

PARIS
GEORGES CARRÉ ET C. NAUD, ÉDITEURS
3, RUE RACINE, 3

1900

DU MÊME AUTEUR

Sur les troubles latents de la lecture mentale chez les aphasiques moteurs corticaux (En collaboration avec M. André THOMAS. *Société de biol.*, 6 juillet 1895).

Du défaut d'évocation spontanée des images auditives verbales chez les aphasiques moteurs (aphasie motrice de Broca) (En collaboration avec M. André THOMAS. *Société de biol.*, 16 novembre 1895).

Essai sur la psychologie des associations verbales et sur la rééducation de la parole dans l'aphasie motrice (En collaboration avec M. André THOMAS. *Société de biol.*, 16 novembre 1895).

Essai sur la pathogénie des troubles de la lecture et de l'écriture chez les aphasiques moteurs corticaux (En collaboration avec M. André THOMAS. *Société de biol.*, 22 février 1896).

Sur l'évacuation spontanée et artificielle du contenu de l'estomac par le pylore. *Société de biol.*, 28 novembre 1896.

Contribution à l'étude de la pseudo-méningocèle traumatique (En collaboration avec M. le Dr Albert JOSIAS. *Revue de médecine*, 10 avril 1897).

Le syndrome de Reichmann ; exposé critique des travaux récents sur l'hypersécrétion chlorhydrique continue. *Gazette des hôp.*, 29 mai 1897.

Lithiase totale des voies biliaires (En collaboration avec M. Nattan LARRIER. *Société anatomique*, avril 1897).

Lipome du duodénum (En collaboration avec M. Nattan LARRIER. *Société anatomique*, mai 1897).

Sur l'emploi des rayons de Rœntgen pour l'étude de la motricité stomacale (En collaboration avec M. BALTHAZARD. *Société de biol.*, juin 1897).

Sur les fonctions motrices de l'estomac du chien (En collaboration avec M. BALTHAZARD. *Société de biol.*, 10 juillet 1897).

Étude des contractions de l'estomac chez l'homme à l'aide des rayons de Rœntgen (En collaboration avec M. BALTHAZARD. *Société de biol.*, 24 juillet 1897).

Etude du fonctionnement moteur de l'estomac à l'aide des rayons de Rœntgen (En collaboration avec M. Balthazard. *Archives de physiologie*, janvier 1898).

Les gaz de l'estomac. *Gazette des hôpitaux*, 12 mars 1898.

Névrites au cours de l'ictère infectieux (En collaboration avec M. Nattan Larrier. *Archives générales de médecine*, septembre 1898).

Les lavements alimentaires. *Gazette des hôpitaux*, 27 mai 1899.

Recherches sur les lésions du grand sympathique dans le tabes. *Société de biol.*, 14 octobre 1899.

Recherches sur les viciations de la sensibilité gastrique. *Revue de médecine*, 10 novembre 1899.

Les effets de la demi-inanition chlorurée dans le traitement de l'épilepsie. *Société de biol.*, 24 mars 1900.

Note sur une forme clinique particulière du syndrome de Reichmann (En collaboration avec M. le Dr Albert Mathieu. *Société médicale des hôpitaux*, 17 mai 1900).

Note sur l'origine et la terminaison des grosses fibres à myéline du grand sympathique. *Société de biol.*, juillet 1900.

A MON PRÉSIDENT DE THÈSE

M. LE PROFESSEUR CHARLES RICHET

MEMBRE DE L'ACADÉMIE DE MÉDECINE

CHEVALIER DE LA LÉGION D'HONNEUR

Hommage de profonde reconnaissance

A MES MAITRES DANS LES HOPITAUX

M. le Docteur DEJERINE
Professeur agrégé à la Faculté de médecine
Médecin de la Salpêtrière.
(Internat, 1899.)
(Internat provisoire, 1895.)

M. le Docteur FAISANS
Médecin des Hôpitaux.
(Internat, 1898.)

M. le Docteur MATHIEU
Médecin de l'hôpital Andral.
(Internat, 1897.)

M. le Docteur JOSIAS
Médecin de l'hôpital Trousseau.
(Internat, 1896.)

M. le Professeur GUYON
(Externat. 1894.)

A MESSIEURS

GLEY, CHARRIN, ALBARRAN, LEGUEU,
SOUPAULT, MACAIGNE, THIERCELIN

Ce travail se divise en trois parties :

Dans une première partie, nous établirons la nature des lésions que nous avons constatées dans le système grand sympathique chez les tabétiques. Nous baserons cette étude anatomique sur sept cas de tabes, les seuls dont nous ayions pu recueillir le système grand sympathique, dans le service de notre maître, M. le Dr Dejerine, depuis que notre attention a été attirée sur ce sujet. Nous montrerons que chez ces sept malades, les lésions observées étaient identiquement les mêmes. Nous établirons que c'est bien un état pathologique, puisque jamais nous n'avons pu l'observer chez des sujets normaux, et que, de plus, c'est, probablement, une lésion spéciale au tabes, car nous ne l'avons rencontrée dans aucune des autres affections du système nerveux, que nous avons pu étudier.

Dans une deuxième partie, purement expérimentale, nous chercherons à établir la cause de cette lésion du sympathique dans le tabes, et nous montrerons comment nos expériences sur le chat nous ont permis de reproduire de toute pièce, une lésion identique du système grand sympathique.

Enfin une troisième et dernière partie comprendra la physiologie pathologique ; nous rechercherons comment les lésions constatées permettent de comprendre la nature de certains symptômes que l'on observe dans le domaine du grand sympathique, au cours du tabes ; et en particulier comment elles expliquent une variété intéressante de crise gastrique.

I

ÉTUDE DE LA LÉSION

Jusqu'à aujourd'hui, les recherches sur les lésions du grand sympathique dans le tabes n'avaient donné aucun résultat. Ce n'est pas que cette question n'ait beaucoup inquiété les cliniciens et les anatomistes ; parmi les signes révélateurs du tabes, il en est un bon nombre qui portent sur les appareils de la vie organique, et tout conduisait à penser qu'ils devaient relever d'une lésion du système grand sympathique. Duchenne, de Boulogne(1), fut un des premiers à insister sur ce fait : déjà en 1864, à propos des troubles pupillaires observés chez quelques malades, il rappelait que le myosis et la mydriase pouvaient être produits expérimentalement par des lésions du sympathique cervical ; il insistait aussi sur la fréquence des troubles vésicaux et rectaux dans le tabes, et arrivait à cette conclusion « qu'un état pathologique du grand « sympathique pourrait, s'il était constant, expliquer « l'étrange symptomatologie de cette maladie ». Il allait

---

(1) *Gazette hebdom. de méd. et de chir.*, 2e série, t. I [illegible] p. 11

même jusqu'à supposer que la lésion du grand sympathique était peut-être primitive : « L'hyperhémie des cordons postérieurs et des racines postérieures de la moelle serait une hyperhémie neuroparalytique, en d'autres termes, elle serait produite par la lésion de la portion correspondante du grand sympathique ; l'hyperplasie du tissu fondamental, ainsi que l'atrophie des tubes nerveux n'en seraient que la conséquence. »

Nous verrons plus loin que cette vue *a priori* était erronée, et que les lésions du grand sympathique sont, en réalité, consécutives aux lésions des racines postérieures de la moelle.

Au reste, Vulpian s'était déjà élevé contre cette conception de Duchenne ; en admettant une lésion primitive du grand sympathique, il ne comprenait pas comment la sclérose dans la moelle, pouvait être exactement limitée aux cordons postérieurs. Il ajoutait (1) : « Sans nier « la possibilité de lésions du grand sympathique, il m'est « permis de dire, en me fondant sur les nombreux « examens méthodiques et patients que j'ai faits des « cordons, et des ganglions cervicaux de ce système, « d'affirmer que ces lésions sont exceptionnelles pour le « moins : car je n'ai jamais pu me convaincre une seule « fois que ces parties du système nerveux fussent dans « un état vraiment anormal. »

Charcot arrivait à la même conclusion. Dans ses policliniques, en 1888, il disait, à propos des crises

(1) Vulpian. Maladie de la moelle, 1879, t. I, p. 437.

gastriques : « Je rappellerai que depuis fort longtemps, « nous avons reconnu, Vulpian et moi, chez les tabétiques « qui avaient souffert pendant longtemps de crises « gastriques, l'absence de toute altération appréciable, « soit de la muqueuse de l'estomac, soit des nerfs et des « ganglions du plexus solaire. »

C'est également l'opinion de M. le Pr Raymond (1) : « Les résultats de mes propres recherches concordent « sur ce point avec ceux de Vulpian ; il me paraît bien « démontré que dans les cas de tabes dorsalis le grand « sympathique est habituellement intact. » Cet auteur avait pourtant signalé autrefois, dans un cas de tabes, une légère augmentation du tissu interstitiels des ganglions et une infiltration pigmentaire des cellules, plus marquées qu'à l'état normal (*Arch. de Physiologie*, 84).

Aussi, à l'heure actuelle, on peut dire avec M. Pierre Marie (2) que les documents font presque complètement défaut sur l'anatomie pathologique du grand sympathique dans le tabes : « Quelques rares auteurs ont bien examiné « tel ou tel de ses cordons ou de ses ganglions, les uns « les ont trouvés complètement sains, d'autres (Chvostek, « Raymond) y ont décrit des altérations, mais rien n'est « encore établi à cet égard.

« Il serait à désirer qu'à l'avenir, on fît plus soigneu- « sement l'examen du grand sympathique. »

C'est cette lacune dans l'anatomie pathologique du tabes que nous avons essayé de combler. Comme nous

(1) Maladies du système nerveux, 1894.
(2) Traité de médecine, t. VI, p. 423, 1894.

le disions au début de ce travail, nous avons examiné le système grand sympathique de sept tabétiques ; ce sont les seuls malades chez lesquels nous ayons pu faire l'examen anatomique de ce système, depuis que nous nous sommes occupé de cette étude.

Chez ces sept sujets, nous avons examiné systématiquement la chaîne sympathique thoracique latérale, le grand splanchnique, le sympathique cervical, à la fois par dissociation et sur des coupes ; or, dans ces trois cas, nous avons constaté identiquement les mêmes lésions, et cela, sur les divers points du sympathique examiné. Nous n'avons pas pu retrouver un aspect analogue du grand sympathique sur dix sujets normaux, ou atteints d'affections diverses du système nerveux que nous avons étudiés avec les mêmes procédés.

Avant d'entrer dans la description des lésions constatées il est indispensable de rappeler en quelques mots la structure normale du grand sympathique. Les recherches physiologiques et anatomiques de Langley conduisent à une conception très nette et très simple de ce système.

Contrairement à ce que l'on a pu penser autrefois, la chaîne ganglionnaire sympathique n'est pas isolée et indépendante du système nerveux central ; elle lui est au contraire intimement reliée par des fibres motrices et sensitives. Ces fibres médullaires ont leurs cellules d'origine dans les points de la moelle encore mal déterminés, dans les cornes antérieures, dans le processus intermedio-lateralis, et dans les régions qui avoisinent et qui entourent à la partie postérieure le canal de l'épendyme.

Toutes ces fibres sortent par les rameaux communicants

blancs et viennent se terminer autour des cellules des ganglions sympathiques. Elles sont pourvues d'une gaine de myéline, mais caractère différentiel important, déjà signalé par Bidder et Volkmann, elles sont de petit calibre, beaucoup moins grosses que les fibres qui constituent la majeure partie des nerfs rachidiens. Elles ont des longueurs variables, ainsi dans la région thoracique les unes s'arrêtent aux ganglions sympathiques de la chaîne thoracique, d'autres vont par les splanchniques jusqu'aux ganglions du plexus solaire, et même à des ganglions situés plus loin. Mais toujours elles viennent se terminer autour d'une cellule ganglionnaire.

De la cellule du ganglion sympathique, cellule en tout semblable aux cellules du système nerveux central et munie d'un seul prolongement cylindre-axile, part alors une deuxième fibre qui va, sans s'unir désormais à d'autre cellule ganglionnaire, se terminer dans l'organe périphérique, muscle ou glande : ces fibres de second ordre sont pour la très grande majorité dépourvues de gaine de myéline, ce sont des fibres de Remak.

Ce sont ces deux variétés de fibre qui composent les tractus sympathiques, s'étendant entre les ganglions ou allant des ganglions à la périphérie ; mais, par suite de l'inégalité de longueur des fibres médullaires, on trouve dans le même tronc sympathique une proportion variable de fibres à myéline et de fibres de Remak. Les fibres à myéline, qui vont aux cellules ganglionnaires loin situées, cheminent dans le même tronc nerveux que les fibres de Remak, provenant des ganglions qu'elles ont traversé sans s'y arrêter. Ainsi, dans le sympathique cervical à sa partie moyenne, on trouve des fibres à myéline allant au ganglion supérieur et des fibres de Remak provenant des ganglions inférieurs et moyens.

Somme toute, il existe *deux neurones* dans le système grand sympathique, l'*un préganglionnaire* constitué par les fibres myélinées, l'*autre postganglionnaire* par des fibres sans myéline. La présence d'*un relai cellulaire* sur la voie médullo-périphérique est le caractère distinctif du système grand sympathique. Il n'y a d'exception que pour quelques fibres à gaine de myéline de gros calibre : ces fibres de nature sensitive qui proviennent, comme nos recherches nous ont permis de le déterminer, des ganglions rachidiens (1), vont en partie tout au moins directement à l'organe périphérique sans s'arrêter autour d'une cellule ganglionnaire sympathique.

Ainsi, dans les troncs du système sympathique, que nous avons examinés, aussi bien dans le sympathique cervical que dans le splanchnique ou que dans le sympathique thoracique, on rencontre deux variétés de fibres :

1° Des fibres de Remak, difficiles à différencier, sur des coupes tout au moins du tissu conjonctif et dont il est impossible actuellement de reconnaître les altérations, malgré toutes les recherches consciencieuses qui ont été faites. C'est donc là un élément du système grand sympathique qui a dû forcément échapper à notre étude ;

2° Mais, à côté de ces fibres de Remak, il existe une

(1) Voir p. 34.

autre variété de fibres, fibres munies d'une gaine de myéline, extrêmement nombreuses dans le splanchnique, très nombreuses également dans le sympathique thoracique et le sympathique cervical. Ce sont des fibres d'origine centrale : elles viennent du système nerveux central et vont se terminer, pour le plus grand nombre, autour des cellules ganglionnaires sympathiques, pour un petit nombre, dans les terminaisons sensitives des appareils de la vie organique. Elles représentent les voies d'union du système nerveux central et du système grand sympathique ; c'est par elles que les ganglions reçoivent les actions centrales nerveuses, et que les viscères abdominaux agissent à leur tour sur le cerveau et sur la moelle. OR, CE SONT PRÉCISÉMENT CES FIBRES NERVEUSES A MYÉLINE QUI SONT LÉSÉES DANS LE SYSTÈME SYMPATHIQUE DES TABÉTIQUES.

Lorsqu'on examine un tronc nerveux du sympathique, préparé suivant le procédé habituel (1) de façon à mettre en évidence la gaine de myéline, puis débité en coupe, on constate que son aspect ne rappelle nullement celui des coupes des nerfs rachidiens. On y trouve bien aussi, comme dans les nerfs périphériques, des fibres à myéline de grosseur différente, mais le nombre respectif de ces fibres est tout différent.

L'immense majorité des fibres est constituée par de petites fibres à myéline, minces, ne s'indiquant sur la

---

(1) Le tronc nerveux est laissé dans l'acide osmique, à 1/100 pendant 24 heures ; puis lavé pendant 24 heures ; on le plonge alors dans le picro-carmin pendant 48 heures, puis, on l'inclue dans la paraffine et on le débite en coupes.

coupe que par un disque gris dont le pourtour est un peu plus foncé, et, perdues dans cette multitude de petites fibres, on trouve quelques grosses fibres à myéline dont l'épaisseur et la coloration noire tranchent nettement sur les fibres voisines.

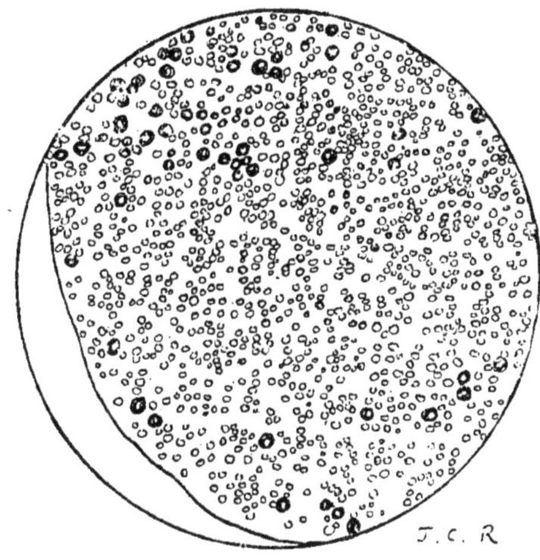

Fig. 1. — Coupe d'un splanchnique normal, au niveau de la 11ᵉ vertèbre dorsale.

La figure ci-jointe (1), qui représente un fragment d'une coupe de splanchnique normal au niveau de la onzième vertèbre dorsale, permet de reconnaître facilement cet aspect. Les fibres fines ont en moyenne, d'après Kolliker, 4 à 5 μ de diamètre, les grosses fibres environ

(1) Les dessins ci-joints ont tous été faits à l'aide d'un oculaire quadrillé et reproduisent exactement toutes les fibres à myéline qui existaient sur la portion de nerf considérée.

15 μ. On peut bien, comme l'a fait remarquer Langley, distinguer quelques fibres de taille intermédiaire, mais elles sont rares et en tout cas, sur les troncs du sympathique que nous avons examinés on n'en trouve que fort peu.

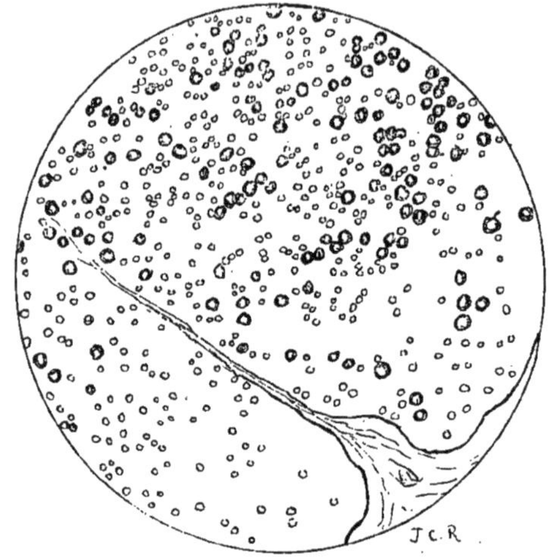

Fig. 2. — Coupe d'un splanchnique de tabétique (Denic.) au niveau de la 11e vertèbre dorsale.

Lorsque l'on examine des nerfs sympathiques recueillis sur le cadavre 24 heures après la mort, on croirait volontiers qu'il y a d'assez grandes variations dans la dimention de ces petites fibres à myéline. Mais c'est là une illusion due à des altérations cadavériques.

Les petites fibres à myéline se modifient rapidement après la mort ; en 10 ou 12 heures en été elles prennent un aspect moniliforme caractéristique, comme j'ai pu le constater sur l'animal. Par suite sur l'homme, lorsque le temps légal avant l'autopsie s'est écoulé, toutes ces fibres ont une apparence moniliforme et sont minces par endroit, renflées et presque doublées de volume sur d'autres : sur une coupe de ce nerf suivant le point où la fibre sera coupée, elle paraîtra plus ou moins grosse ; on ne la peut confondre pourtant avec les grosses fibres à myéline : ces dernières, en effet, ont une gaine qui se colore en noir intense par l'acide osmique ; les petites fibres à myéline restent grisâtres et peu teintées.

Si l'on examine maintenant un sympathique de tabes, on s'aperçoit que la proportion des fibres fines diminue ; on peut déjà s'en rendre compte, à la simple dissociation, mais le fait devient bien plus évident sur une coupe, surtout sur une coupe de splanchnique. Ici, les fibres fines sont beaucoup moins nombreuses : il existe de grands espaces sur la coupe du nerf où on n'en rencontre que quelques-unes disséminées et aux endroits mêmes où elles sont le plus serrées, elles n'offrent jamais la même abondance que sur les splanchniques normaux. Sur le dessin ci-dessus, qui représente des coupes du splanchnique chez une de nos tabétiques, au niveau de la onzième vertèbre dorsale, on s'en rend parfaitement compte. Par contre, les grosses fibres à myéline paraissent toujours aussi nombreuses. Le même aspect existe sur des coupes du sympathique cervical ou du sympathique thoracique.

Voici grossièrement le fait primitif, qui nous a mis sur la voie de nos recherches, mais avant tout il faut établir, avec plus de détails et plus d'exactitude, le nombre des fibres fines disparues et bien s'assurer qu'il s'agit là d'un état pathologique.

C'est ce que nous allons faire en considérant successivement chacune des parties du grand sympathique que nous avons étudiées.

I. **Splanchnique.** — Le premier point à établir, c'était la proportion des fibres fines et des fibres grosses dans les splanchniques normaux. Il ne fallait pas risquer d'attribuer à une lésion du grand sympathique un aspect qui n'était peut-être dû qu'à des variations individuelles. Pour éviter cette erreur, nous avons examiné le splanchnique de 10 sujets, morts d'affections diverses autres que le tabes. Dans cet examen, nous avons employé le procédé long, fatigant, mais indiscutable de la numération des fibres ; nous avons fait ce numérotage à l'aide d'un oculaire quadrillé : le champ du microscope est ainsi divisé en un certain nombre de petits carrés où l'on peut aisément compter les fibres une à une, sur toute la surface de la coupe du nerf, sans erreur possible : il suffit d'y mettre le temps.

Pour le splanchnique, ce numérotage a porté sur un point où le nerf est entièrement constitué. On sait que ce nerf est formé par plusieurs branches, naissant des 5e, 6e, 7e, 8e et 9e ganglions thoraciques latéraux, et que toutes ces branches, qui se réunissent successivement, forment un tronc unique, au niveau de la 10e ou 11e vertèbre dorsale. C'est sur ce point du nerf qu'a porté notre examen.

Toutefois, dans cette recherche, il faut tenir compte de certains détails ; au niveau de la 11e vertèbre dorsale, il existe souvent, sur le trajet du splanchnique, un petit ganglion signalé par Lobstein ; ce ganglion serait même constant sur le grand splanchnique droit d'après Cunningham. La portion de nerf à examiner doit être prise au-dessus du ganglion, car autour des cellules sympathiques se termine un nombre parfois assez considérable de fibres à myéline. Il ne faut pas oublier que ce ganglion est à peine appréciable à l'autopsie, et qu'il n'est représenté que par une traînée de cellules nerveuses, qui augmente à peine le volume du nerf. Il faut donc faire une série de coupes microscopiques, sur une portion de nerf assez étendue, pour s'assurer que le ganglion n'existe pas, ou que l'on est bien au-dessus.

D'autre part, il peut aussi arriver que l'imprégnation par l'acide osmique soit insuffisante : sur quelques nerfs, sans doute par suite d'altération cadavérique, les troncs nerveux sont mal délimités, flous, difficiles à distinguer les uns des autres.

Toute numération faite sur des préparations de ce genre serait forcément entachée d'erreur : il faudra donc ne pas tenir compte des préparations, qui ne sont pas parfaitement nettes.

1° *Splanchnique normal.*

Nous avons ainsi examiné le splanchnique sur 10 sujets, morts d'affections diverses ou de maladies du système nerveux autres que le tabes. Voici les chiffres, que nous avons trouvés, tant pour les fibres fines à myéline que pour les grosses fibres à myéline.

1° Femme, 27 ans, tuberculose chronique : le splanchinique gauche contenait 5 078 fibres fines, et 411 grosses fibres.

2° Femme, 30 ans, infection puerpérale : le splanchnique droit contenait 4 442 fibres fines, et 345 grosses fibres.

3° Homme 53 ans, tuberculose aiguë : le splanchnique droit contenait 5 995 fibres fines, et 474 grosses fibres.

4° Urémique, homme, 69 ans : le splanchnique droit contenait 5 321 fibres fines et 371 grosses fibres, — Le splanchnique gauche contenait 5 929 fibres fines, et 371 grosses fibres,

5° Homme, 69 ans. tuberculeux chronique : le splanchnique droit, contenait 4 689 fibres fines, et 394 grosses fibres. — Le splanchnique gauche contenait 4 503 fibres fines, et 376 grosses fibres.

6° Femme, 100 ans, morte cachectique : le splanchnique droit contenait 4 492 fibres fines, et 340 grosses fibres.

7° Femme, 42 ans, paralysie générale : le splanchnique droit contenait 4 889 fibres fines, et 338 grosses fibres.

8° Femme, 40 ans, sclérose en plaques : le splanchnique droit contenait 4 609 fibres fines, et 370 grosses fibres.

9° Femme, 71 ans, hémiplégie gauche : le splanchnique droit contenait 4 609 fibres fines, et 370 grosses fibres.

10° Femme 56 ans, pseudo-bulbaire : le splanchnique gauche contient 4 410 fibres fines et 295 grosses fibres.

Somme toute, un fait ressort de ces recherches c'est que jamais le splanchnique à ce niveau, n'a présenté moins de 4400 fibres fines : au-dessus de cette limite, la proportion des fibres fines varie d'une façon assez considérable, puisqu'on peut en compter jusqu'à 5 995. Cela n'a d'ailleurs rien d'étonnant : en dehors des variations individuelles que l'on peut constater dans tous les appareils de l'économie, on sait que le splanchnique n'a pas une origine toujours la même, et qu'il résulte de la fusion tantôt de cinq, tantôt de six racines.

Quant aux grosses fibres à myéline, sur les splanchniques normaux, elles présentent des variations analogues, et leur nombre oscille de 300 à 400, suivant les cas (1).

Splanchniques des tabétiques.

Or si nous prenons maintenant les splanchniques des tabétiques au même niveau, nous allons constater deux faits.

1° Une diminution considérable du nombre de petite fibres à myéline.

2° Une proportion normale de grosses fibres à myéline.

Voici en effet les chiffres que nous trouvons :

---

(1) Ces chiffres ne s'appliquent qu'à l'adulte. Chez l'enfant, le nombre des fibres myélinées est bien moins considérable. Ainsi à 13 mois, nous n'avons trouvé dans le splanchnique que 889 petites fibres et que 32 grosses fibres.

Sur un enfant de 5 ans et demi, le splanchnique contenait 2 632 fibres fines à myéline et 176 grosses fibres. Ce n'est qu'après la puberté, vers 15 ou 16 ans, que le splanchnique est complètement développé. Voir à ce sujet également Graupner, *Ziegler's beiträge zur Path. Anatomie*, t. XXIV.

	SPLANCHNIQUE DROIT	SPLANCHNIQUE GAUCHE
Blanch (1) . . .	2 581 fibres fines.	2 208 fibres fines.
	394 grosses fibres.	380 grosses fibres.
Denic.	2 311 fibres fines.	2 325 fibres fines.
	429 grosses fibres.	380 grosses fibres.
Pagn.	2 889 fibres fines.	2 282 fibres fines.
	407 grosses fibres.	324 grosses fibres.
Franc.	2 312 fibres fines.	2 850 fibres fines.
	304 grosses fibres.	271 grosses fibres.
Gillard	2 331 fibres fines.	2 560 fibres fines.
	241 grosses fibres.	202 grosses fibres.
Molin.	2 617 fibres fines.	2 752 fibres fines.
	430 grosses fibres.	344 grosses fibres.
Touss.	2 436 fibres fines.	3 565 fibres fines.
	175 grosses fibres.	318 grosses fibres.

Ainsi, nous sommes loin des 4 400 fibres fines à myéline au minimum, que présentaient, à ce niveau, les splanchniques normaux. Il y a un déficit d'environ 1 500 à 2 000 fibres, sur les chiffres les plus bas que l'on trouve à l'état normal, et cela, aussi bien dans le splanchnique droit que dans le splanchnique gauche.

Quant aux grosses fibres à myéline, elles n'ont que fort peu diminué de nombre, et leur quantité varie dans des limites semblables à celles que nous avons trouvées sur nos sujets normaux.

Cela apparaît encore mieux si l'on établit la quantité

(1) Les observations de ces malades sont reportées à la fin du mémoire.

moyenne de petites fibres et de grosses fibres à myéline dans les splanchniques tabétiques et si on la compare aux nombres correspondants dans les splanchniques normaux.

En effet dans le *splanchnique normal* nous trouvons un chiffre moyen de

4 932 fibres fines à myéline

avec un maximum de 5 995 et un minimum de 4 400.

Dans le *splanchnique tabétique* nous n'avons qu'une moyenne de

2 572 fibres fines à myéline

avec un maximum de 3 565 et un minimum de 2 208.

Pour les *grosses fibres* dans les *splanchniques normaux* on trouve en moyenne

373 grosses fibres à myéline

avec un maximum de 474 et un minimum de 295

Tandis que dans les splanchniques tabétiques on a une moyenne de

328 grosses fibres à myéline

avec un maximum de 430 et un minimum de 175.

Soit un déficit moyen de 2 360 fibres fines et de 45 grosses fibres dans les tabes.

II. **Sympathique cervical.** — *Sympathique cervical normal.* — Si maintenant nous nous reportons au sympathique cervical, nous arriverons à la même conclusion. Voici, en effet, les chiffres que nous avons trouvés à l'état normal : la portion du sympathique cervical examinée était située juste au-dessous du ganglion cervical supérieur.

1° Hémiplégie gauche, 71 ans, femme : le sympathique droit contenait 1 750 fibres fines, et 90 grosses fibres.

2° Femme, 60 ans, congestion pulmonaire : le sympathique gauche contenait 1 967 fibres fines, et 90 grosses fibres.

3° Hémiplégie droite, 50 ans, femme : le sympathique droit, contenait 2 335 fibres fines, et 88 grosses fibres ; le sympathique gauche contenait 1 869 fibres fines, et 72 grosses fibres.

4° Femme, 100 ans, cachectique : le sympathique droit, contenait 2 097 fibres fines, et 68 grosses fibres : le sympathique gauche contenait 1 995 fibres fines, et 73 grosses fibres.

5° Femme, 42 ans, paralysie générale : le sympathique droit contenait 2 280 fibres fines, et 69 grosses fibres ; le sympathique gauche contenait 1 753 fibres fines, et 86 grosses fibres.

Ainsi, le sympathique cervical contient, à l'état normal, un chiffre minimum de 1 750 fibres ; le chiffre maximum que nous ayons trouvé était de 2 335 ; les grosses fibres présentent aussi quelques variations dans leur nombre qui peut osciller de 70 à 90.

Sympathique cervical tabétique.

Or, que trouvons-nous dans le tabes ?

Toujours une diminution considérable des fibres fines avec, en général, une conservation des grosses fibres à myéline.

	SYMPATHIQUE CERVICAL DROIT	SYMPATHIQUE CERVICAL GAUCHE
	—	—
Denic.	880 fibres fines. 70 grosses fibres.	960 fibres fines. 85 grosses fibres.
Pagn.	878 fibres fines. 79 grosses fibres.	727 fibres fines. 86 grosses fibres.
Franc.	934 fibres fines. 5 grosses fibres.	Examen impossible, la coupe passant par le ganglion supérieur.
Gillard. . . .	1 596 fibres fines. 93 grosses fibres.	1 605 fibres fines. 100 grosses fibres.
Molin.	1 412 fibres fines. 70 grosses fibres.	1 329 fibres fines. 87 grosses fibres.

Dans un cas (Touss.), l'autopsie n'ayant pas été faite complètement, nous n'avons pas pu recueillir le sympathique cervical.

Sur notre premier cas de tabes, que nous n'avons pas mis dans le tableau, il y a un fait un peu spécial : il existait, sur le trajet du sympathique cervical, un renflement ganglionnaire entre le ganglion moyen et le ganglion supérieur, et le fragment que nous avons examiné avait été pris au-dessus de ce renflement, juste au-dessous du ganglion cervical supérieur. Or, sur la coupe du sympathique, on ne trouvait que 207 fibres fines et 52 grosses fibres : ce résultat, étonnant au premier abord, s'explique probablement par ce fait que beaucoup de fibres s'arrêtent dans le ganglion cervical moyen.

Parmi les sujets normaux, que nous avons examinés, dans un cas, il existait, en effet, un renflement ganglionnaire pareil ; il s'agissait d'une malade, âgée de 60 ans, ayant succombé à un cancer du péritoine ; or, sur ce sujet, le sympathique cervical contenait 1 881 fibres fines, au-dessous du renflement, et seulement 1 067 au-dessus. Il disparaissait donc 814 fibres fines dans le renflement ganglionnaire. Ce qui aurait pu trancher la question, ç'aurait été l'examen du sympathique cervical, au-dessous du ganglion moyen, chez notre tabétique ; malheureusement, il s'agissait du premier cas de tabes que nous ayons examiné à ce point de vue, et nous avons négligé de recueillir un fragment du sympathique à ce niveau.

Dans ces derniers temps nous avons pu combler cette lacune : un autre de nos tabétiques (Molin) présentait du côté droit le même renflement ganglionnaire entre le ganglion cervical supérieur et le ganglion moyen. Au-dessous du renflement, le sympathique cervical contenait 1 412 fibres fines et 70 grosses fibres à myéline. Au-dessus, sous le ganglion cervical supérieur, on ne trouvait plus que 650 fibres fines à myéline et 10 grosses fibres. Notre interprétation était donc exacte.

Un détail intéressant, c'est qu'un certain nombre de grosses fibres à myéline s'arrêtaient et se terminaient autour des cellules de ce renflement ganglionnaire. Il est donc certain que toutes ces fibres ne vont pas d'un seul trait jusqu'à l'organe périphérique, comme on le dit communément, mais un certain nombre s'arrêtent aussi autour des cellules ganglionnaires.

Ces remarques préliminaires étant faites, on peut constater que dans les *sympathiques cervicaux normaux*, nous trouvons en moyenne

1977 fibres fines à myéline

avec un maximum de 2 355 et un minimum de 1 750.

Dans les *sympathiques tabétiques*, il n'y a en moyenne que

1 145 fibres fines à myéline

avec un maximum de 1 605 fibres fines et un minimum de 727.

Pour les grosses fibres, *à l'état normal* on trouve en moyenne

80 grosses fibres à myéline

avec un maximum de 90 et un minimum de 72.

Dans le tabes, on trouve une moyenne de

83 grosses fibres à myéline

avec un maximum de 100 et (si l'on excepte le cas de Franç. tout à fait anormal à ce point de vue) un minimum de 70.

Soit un déficit moyen de 822 fibres fines à myéline, les grosses fibres à myéline étant en nombre égal dans les sympathiques cervicaux normaux ou tabétiques.

Somme toute, si nous nous reportons aux moyennes, nous voyons qu'il disparaît à peu près la moitié des petites fibres à myéline dans le splanchnique comme dans le sympathique cervical des malades atteints d'ataxie locomotrice.

III. **Sympathique thoracique.** — Il restait à examiner le sympathique thoracique : ici aussi on retrouve la même différence entre les sympathiques normaux et les sympathiques de nos sept tabétiques : les fibres fines à myéline présentent une diminution de nombre considérable qui frappe au premier coup d'œil, mais il est difficile de procéder à une numération précise. On ne pourrait arriver qu'à une exactitude tout à fait apparente et trompeuse :

en effet, dans la chaîne thoracique on trouve des cellules nerveuses, non seulement au niveau des ganglions, mais aussi dans les troncs nerveux qui s'étendent d'un ganglion à l'autre ; ces cellules sont disposées sans ordre apparent, plus ou moins nombreuses suivant les points qu'atteint la coupe : comme les fibres fines à myéline se terminent autour de ces cellules, il est, par suite, très difficile de trouver chez deux sujets deux points exactement comparables.

D'autre part, les troncs d'origine du splanchnique s'accolent et se mêlent par endroits à la chaîne sympathique thoracique, venant ainsi rendre à peu près impossible la numération exacte des fibres fines, qui appartiennent en propre au sympathique thoracique. Pourtant, sans viser à une exactitude absolue et simplement pour rendre appréciable cette différence entre les sympathiques normaux et les sympathiques tabétiques, nous avons procédé à quelques numérations. Voici, par exemple, les chiffres que l'on trouvait au niveau de la sixième vertèbre dorsale sur un sujet normal et sur une tabétique en des points où les coupes nous ont parues à peu près semblables :

Sur le sujet normal, on comptait 2 628 fibres fines et 107 grosses fibres.

Sur notre tabétique (Denic), on ne trouvait que 860 fibres fines et 62 grosses fibres.

Ainsi, maintenant, chiffres en main, nous arrivons à cette conclusion : ce qui caractérise le sympathique des tabétiques, *c'est la disparition de la moitié environ des fibres fines à myéline, avec conservation à peu près complète du nombre des grosses fibres à myéline.* Et cela confirme ce que révélait déjà le simple aspect des coupes.

On ne pourrait guère opposer à cette conclusion que deux objections très peu valables et très faciles à écarter.

On pourrait se demander si ce n'est pas ici une lésion banale chez les cachectiques: or, comme nous l'avons indiqué plus haut, nous avons recueilli un certain nombre de troncs sympathiques chez deux tuberculeux chroniques, très amaigris, et chez une malade atteinte de sclérose en plaques et morte dans un état de cachexie profonde. Chez ces trois malades, nous avons trouvé, dans tous les points du sympathique examiné, un nombre normal de fibres fines et de grosses fibres à myéline.

L'âge ne peut pas être non plus invoqué : chez les adultes, on trouve toujours le même nombre de fibres fines et nous avons pu examiner le système sympathique d'une centenaire cachectique qui ne présentait rien d'anormal.

Ce n'est pas non plus une lésion banale de tous les nerfs périphériques dans le tabes. Chez nos tabétiques, les nerfs intercostaux ne différaient en rien des nerfs intercostaux normaux. D'ailleurs, sans parler ici de névrites, les lésions que l'on constate parfois sur les nerfs périphériques dans le tabes seraient constituées simplement d'après Nonne (1), qui a fait de ce sujet une étude spéciale, par la disparition de quelques grosses fibres à myéline.

---

(1) *Archiv für psychiatrie*, 1888, p. 352 et 809.

C'est donc ici une lésion bien spéciale au tabes et chez les tabétiques c'est une lésion bien localisée au système grand sympathique.

Les fibres à myéline disparues ne laissent à leur place qu'une gaine vide et dans certains splanchniques tabétiques, il en résulte un aspect tout à fait caractéristique ; les petites fibres à myéline, au lieu d'être contiguës, sont séparées par de grands espaces colorés en rouge par le picro-carmin. Mais, dans certains cas, surtout lorsque le tabes évolue depuis 10 ou 20 ans, le nerf semble se rétracter : les grands espaces dépourvus de petites fibres à myéline diminuent d'étendue et, au premier abord, le nerf malade diffère peu d'un nerf normal. Mais la numération des petites fibres à myéline permet de reconnaître leur diminution de nombre.

Ces fibres fines à myéline vont se terminer probablement autour des cellules des ganglions sympathiques : il est donc possible que ces cellules, privées de leur moyen d'union avec la moelle, s'atrophient à la longue et disparaissent : mais, sur nos examens de ganglions sympathiques dans le tabes, nous n'avons pu nous rendre compte de la réalité de ce fait. Si cette lésion existe, elle doit être difficile à constater : en effet, les ganglions varient assez dans leurs dimensions, d'un sujet à l'autre, et suivant le point où porte la coupe le nombre des cellules lui-même varie beaucoup. Il est donc impossible de savoir s'il y a vraiment une disparition relative des cellules sympathiques. En tout cas, ce que nous pouvons affirmer, c'est que nous n'avons jamais trouvé une lésion nette des cellules des ganglions sympathiques. Elles ne nous ont paru, ni en plus petit nombre, ni plus pigmentées, ni plus atrophiées que sur des ganglions sympathiques normaux (1).

---

(1) Dans un travail récent, mais dont nous n'avons eu connaissance que lorsque ce mémoire était déjà écrit, Graupner a entrevu quelle pouvait être la lésion du sympathique dans le tabes. Il a eu l'occasion de faire l'autopsie et d'examiner le système sympathique d'un malade atteint, non de tabes, mais de sclérose combinée des cordons postérieurs et des cordons latéraux. Il a constaté comme nous que les ganglions sympathiques et leurs cellules étaient intacts. Mais dans le cordon sympathique cervical, il a vu que de nombreuses fibres à myéline étaient atrophiées, que la myéline avait disparu, et qu'il ne restait plus que leur gaine de Schwann vide. Le même aspect existait dans la chaîne latérale thoracique. Graupner. Beiträge zur normalen und patholog. Anatomie der sympathischen nervensystems. *Ziegler's Beiträge zur Path.-Anatom.*, t. XXIV.

II

NATURE DE LA LÉSION

Mais il ne suffit pas d'avoir reconnu la lésion, il faut tâcher d'en déterminer la nature. Pourquoi, dans les sept cas de tabes que nous avons pu examiner, avons-nous toujours trouvé la même diminution du nombre des petites fibres à myéline, que nous examinions le splanchnique, le sympathique cervical ou la chaîne sympathique thoracique? S'agit-il d'une lésion primitive du sympathique comme le pensait Duchenne, s'agit-il, au contraire, d'une lésion secondaire, et la disparition des fibres dans les troncs du sympathique est-elle liée à la lésion des racines postérieures? Nous verrons que nos expériences sur l'animal tendent à confirmer cette dernière opinion.

Pour aborder cette question, le premier point, c'est de bien connaître l'origine et le trajet des fibres à myéline, qui sont contenues dans les troncs sympathiques que nous avons étudiés. Ce n'est qu'après l'avoir déterminé que nous pourrons savoir si les lésions médullaires peuvent entraîner la disparition d'un certain nombre de ces fibres.

Dans cette étude anatomique, nous avons choisi le

chat, comme animal d'expérience ; c'est l'animal de beaucoup le plus favorable ; il est extrêmement résistant au choc traumatique que déterminent les graves opérations que nous avions à faire.

Son sympathique thoracique contient, comme celui de l'homme, un nombre considérable de fibres fines à myéline (2 200 environ, au niveau de la huitième côte) et de grosses fibres à myéline (environ 200 au même niveau).

Enfin, c'est sur cet animal que Langley a fait ses recherches expérimentales. Nos travaux viendront s'encadrer dans ceux de Langley, et les compléteront sur quelques points.

Un premier point que nous devons élucider, c'est celui de l'origine des grosses fibres à myéline, que l'on trouve dans le sympathique. On savait jusqu'à présent que ces grosses fibres, pour la majorité tout au moins, ne s'arrêtent pas dans les ganglions sympathiques, mais vont, sans interruption, jusqu'aux organes qu'elles innervent. Dans le mésentère du chat Kolliker (1) les a vues se terminer dans des corpuscules de Pacini, ce qui tend à démontrer leur nature sensitive.

Quant à leur origine, elle n'était pas jusqu'à aujourd'hui établie de façon précise. Kolliker pensait qu'elles venaient des ganglions rachidiens latéraux. Mais, Edgeworth (2), élève de Gaskell, ayant constaté que leur nombre

---

(1) *Wiener klin. Wochenschrift*, 1894, p. 750.
(2) *Journal of the physiology*, XII.

dans les rameaux communicants est proportionnel au développement de la colonne de Clarke, pensait, au contraire, qu'elles prenaient naissance dans ce groupement cellulaire.

Nos expériences sur le chat nous ont permis de trancher ce débat; c'était, du reste chose facile : si les grosses fibres à myéline proviennent de la moelle, des cellules de la colonne de Clarke ou d'ailleurs, il suffira de sectionner les racines rachidiennes antérieures et postérieures, pour amener leur dégénérescence dans le sympathique thoracique. Or, l'expérience montre que cette section provoque dans le sympathique la dégénérescence d'un nombre considérable de petites fibres à myéline, mais que toutes les grosses fibres restent intactes ; si, au contraire, au même niveau, on enlève les ganglions rachidiens, on observe la dégénérescence d'un grand nombre de grosses fibres à myéline.

Voici le détail de ces expériences sur deux animaux :

Chat I. — Jeune, 4 mois.

22 juillet 1899, opération sous éther, dure 1/2 heure. Je sectionne les 4e, 5e et 6e racines médullaires dorsales gauches, antérieures et postérieures, entre la moelle et le ganglion.

L'animal se rétablit parfaitement et ne présente aucun trouble de la marche.

Autopsie le 11 août 1899 ; je constate que les ganglions rachidiens gauches, au niveau des racines coupées, sont intacts. L'examen du sympathique thoracique gauche, au niveau de la 7e côte, montre de nombreuses petites fibres à myéline, dégénérées ; aucune grosse fibre n'est dégénérée. Le sympathique thoracique droit est absolument intact.

Chat II. — Jeune, 4 mois.

17 juillet 1899, opération sous éther, ablation des 4e, 5e et 6e ganglions rachidiens du côté gauche.

L'animal se rétablit parfaitement, sans aucun trouble de la marche.

Autopsie le 9 août 1899 ; le sympathique thoracique gauche, examiné au niveau de la 7e côte, contient un grand nombre de grosses fibres à myéline, dégénérées ; on trouve, en même temps, un nombre considérable de petites fibres à myéline, en voie de dégénérescence, ce qui n'a rien d'étonnant, puisque je sectionnais forcément les racines antérieures et postérieures, correspondant aux ganglions enlevés.

Donc, il faut accepter l'hypothèse de Kolliker : les grosses fibres à myéline du sympathique proviennent bien des ganglions rachidiens, et par suite sont très probablement des fibres à fonction sensitive.

Restent les petites fibres à myéline. Quelle est, exactement, leur origine ? Comme nous l'avons dit plus haut, elles proviennent de la moelle, passent par les racines antérieures et les racines postérieures et arrivent au sympathique par les rameaux communicants blancs ; ces fibres, celles tout au moins qui ont une fonction motrice, vont se terminer autour des cellules des ganglions sympathiques : elles représentent le protoneurone sympathique.

Du ganglion naissent ensuite des fibres de Remak, qui vont jusqu'à l'organe périphérique, et qui constituent le deutoneurone sympathique. Langley (6) admet aussi que du ganglion sympathique peuvent naître quelques fibres

---

(1) *Philosophical transaction of the Royal Society of London*, 1892, volume 183, p. 114.

fines à myéline, suivant un chemin inverse, et remontant par le rameau communicant vers la moelle, mais leur nombre est peu considérable, et les fibres qui naissent dans les ganglions sympathiques sont presque uniquement des fibres sans myéline.

Sur le chat, les fibres fines à myéline, qui vont au sympathique, sortent de la moelle, les plus élevées par le rameau communicant de la deuxième dorsale, les plus inférieures par le rameau communicant de la quatrième lombaire. Au-dessus et au-dessous de ces limites, comme l'a établi Langley, on ne voit sortir de la moelle aucune fibre fine à myéline.

De ces fibres, celles qui passent par les racines antérieures ont été bien étudiées par les physiologistes ; ce sont, en effet, des fibres motrices et on peut les mettre en évidence, en étudiant les réactions motrices qui succèdent à leur excitation. On a pu ainsi, déterminer la répartition des fibres à action oculo-pupillaire, des fibres vaso-dilatatrices, etc.

Mais les fibres qui passent par les racines postérieures, pour aller au sympathique, sont encore très mal connues, on se borne à signaler leur existence; leur excitation ne produit aucun effet moteur appréciable, de sorte qu'elles échappent à l'attention des physiologistes. Il est pourtant un moyen pour arriver à déterminer leur répartition : c'est l'étude des dégénérescences expérimentales.

C'est ce que nous avons fait sur le chat : j'ai sectionné successivement les diverses racines dorsales et après un laps de temps variable, j'ai étudié le nombre des fibres dégénérées dans le sympathique thoracique.

Dans ces recherches, il faut prendre quelques précautions. Les petites fibres à myéline dégénèrent plus vite que les grosses fibres : au bout du dixième jour déjà, le processus de dégénérescence est très avancé ; la mince gaine de myéline se réduit en boules, puis ces boules se fusionnent et se rassemblent aux deux extrémités du noyau allongé qui est appliqué sur la fibre.

D'autre part, il faut fixer, dans l'acide osmique à 1/100, immédiatement après l'autopsie, les nerfs que l'on a enlevés à l'animal : en effet, comme nous l'avons déjà dit, au bout de 2 ou 3 heures, surtout en été, ces fibres fines à myéline présentent des altérations considérables : la gaine de myéline se gonfle, devient inégale, prend un àspect moniliforme, ce qui gêne beaucoup pour constater les lésions de dégénérescence.

En comparant les résultats obtenus sur les divers animaux que j'ai opérés, on arrive à se faire une idée de la répartition de ces fibres fines à myéline. On voit ainsi qu'il ne sort que quelques fibres fines à myéline par la 3e racine postérieure dorsale ; la plus grande quantité de ces fibres sort par la 4e racine dorsale postérieure : lorsque cette racine est sectionnée, on constate au-dessous de ce point, dans le sympathique thoracique, la dégénérescence d'un nombre très considérable de fibres fines à myéline. Au-dessous, les racines postérieures fournissent beaucoup moins au sympathique : sur un animal, chez lequel j'avais sectionné les 5e, 6e, 7e et 8e racines postérieures dorsales, on ne trouvait dans le sympathique, au-dessous de la 8e côte, qu'un nombre très restreint de fibres fines à myéline dégénérées. Il en était de même chez un chat sur lequel j'avais sectionné les racines postérieures gauches, 10e, 11e, 12e et 13e dorsales et première lombaire.

Voici d'ailleurs le détail des expériences qui m'ont permis d'arriver à cette conclusion :

CHAT III. — Adulte.

21 juillet 1899, section des 3e, 4e et 5e racines dorsales postérieures gauches, entre la moelle et le ganglion, opération sous éther, dure 1/2 heure. L'animal se rétablit et ne présente pas de paralysie.

Autopsie le 8 août. Je vérifie que je n'ai bien sectionné que les racines postérieures : en effet, on ne trouve aucune fibre dégénérée dans les 3e, 4e et 5e nerfs intercostaux gauches, ce qui existerait infailliblement si les racines antérieures avaient été touchées. Or, dans le sympathique thoracique gauche, au-dessous de la 4e côte, sur toute l'étendue du sympathique, les fibres dégénérées sont très nombreuses.

Le sympathique droit est intact.

CHAT IV. — Adulte, 12 juin 1899, section des 3e, 4e, 5e et 6e racines postérieures du côté gauche.

Autopsie le 30 juin. Je vérifie : les racines antérieures n'ont pas été touchées. Au niveau de la 10e côte, le sympathique thoracique gauche présente un nombre très considérable de fibres fines à myéline dégénérées.

Le sympathique thoracique droit est intact.

CHAT V. — Adulte, 24 juillet 1899, section des 5e, 6e, 7e et 8e racines dorsales postérieures gauches, entre la moelle et le ganglion. L'animal se rétablit parfaitement et marche sans difficulté.

Autopsie le 12 août 1899. Au-dessous de la 8e côte, dans le sympathique thoracique gauche, on ne trouve qu'un nombre très peu considérable de fibres fines dégénérées, une dizaine environ.

Au même niveau, le sympathique thoracique droit est intact.

Chat VI. — Adulte, opéré le 10 septembre 1899, sous éther. Je coupe les racines postérieures, du côté gauche, dans la région inférieure dorsale, soit les racines 10, 11, 12, 13 dorsales et première lombaire, entre la moelle et le ganglion.

L'animal se rétablit parfaitement.

Autopsie le 25 septembre 1899. Je vérifie que l'opération a été bien faite, car il n'y a pas de fibres en dégénérescence, dans les nerfs intercostaux, correspondant aux racines coupées. Dans le sympathique thoracique gauche, on trouve, à partir de la 10e côte, un nombre relativement peu considérable de fibres fines, en voie de dégénérescence ; le nombre de ces fibres augmente progressivement à mesure qu'on examine un segment plus inférieur du sympathique thoracique gauche.

Dans le sympathique thoracique droit, au même niveau, il n'existe rien d'anormal.

Muni de ces données, il nous est possible d'aller plus loin, et d'interpréter les lésions que nous avons observées dans le sympathique de nos sept tabétiques.

Rappelons que ces lésions consistent en une disparition partielle des petites fibres à myéline, avec persistance des grosses fibres.

Or, les grosses fibres à myéline proviennent des ganglions rachidiens, nous l'avons vu ; leur intégrité à peu près complète démontre que les ganglions rachidiens étaient intacts dans les cas de tabes que nous avons observés.

Par contre, la disparition partielle des petites fibres à myéline semble liée à l'atrophie des racines postérieures. Nous avons vu, en effet, qu'un certain nombre de ces petites fibres à myéline, dont les cellules d'origine sont dans la moelle, viennent au sympathique par les racines postérieures. Nous savons aussi qu'à l'état normal chez l'homme les racines postérieures de la région dorsale contiennent un nombre considérable de petites fibres à myéline. Elles sont, avec les grosses fibres, dans le rapport de 7 à 5, d'après Siemerling (1).

Lorsque la racine postérieure s'atrophie, ce qui est le cas dans le tabes, et comme cela existait nettement dans la région cervicale et dorsale de la moelle de nos tabétiques, les petites fibres à myéline seront aussi intéressées et disparaîtront.

De là la lésion que l'on constate dans les troncs sympathiques.

En effet, dans les racines postérieures de la région dorsale supérieure et cervicale inférieure de nos tabétiques, nous avons constaté sur des coupes que les petites fibres à myéline avaient à peu près complètement disparu ; il ne restait qu'un nombre très peu considérable de grosses fibres à myéline.

Dans un cas seulement chez Toussaint, ces racines étaient relativement intactes ; or nous avons vu que chez cette malade le splanchnique contenait un nombre bien plus élevé de petites fibres à myéline que chez les autres tabétiques où les racines postérieures étaient complètement atrophiées. Ce fait vient donc confirmer notre idée

---

(1) Untersuchung über die normalen Rückenmarks-wurzeln. Berlin, 1887.

sur la nature de la lésion du sympathique dans le tabes (1).

Si cette interprétation est exacte on doit pouvoir, expérimentalement, créer sur l'animal une lésion du sympathique, en tout analogue à celle qu'on observe chez l'homme dans le tabes. C'est ce que nous avons réalisé sur un de nos animaux. Sur le chat n° 4, nous avons sectionné les 3e, 4e, 5e et 6e racines dorsales postérieures du côté gauche, entre la moelle et le ganglion : nous atteignions ainsi les racines postérieures qui renferment le plus grand nombre de fibres fines myélinées allant au sympathique.

Après avoir laissé à ces fibres le temps de dégénérer complètement, nous avons fait l'autopsie de l'animal et nous avons préparé le sympathique thoracique comme nous traitions les nerfs de nos tabétiques; alors dans les coupes faites sur les sympathiques droit et gauche, au niveau de la 9e côte, on observe du côté opéré une diminution considérable dans le nombre des fibres fines myélinées. Par contre, les grosses fibres à myéline sont en nombre égal des deux côtés, ce qui est naturel, puisque dans l'opération nous n'avions pas touché aux ganglions rachidiens.

D'ailleurs, nous avons pu procéder à la numération des fibres, et nous avons trouvé :

---

(1) Notons en passant que les racines antérieures ne sont pas toujours intactes dans le tabes ; sur certains sujets, les petites fibres à myéline subissent une diminution de nombre considérable ; cela est surtout apparent au niveau des 2e et 3e racines dorsales antérieures par où sortent les petites fibres à myélite qui de la moelle vont aux ganglions cervicaux ; dans un cas, chez Gillard, cette lésion était très marquée.

Du côté sain, 2 202 fibres fines et 200 grosses fibres;
Du côté opéré, 1 560 fibres fines et 209 grosses fines ;
Soit un déficit de 642 fibres fines du côté opéré.

Aussi il nous semble légitime de conclure que les lésions du sympathique dans le tabes sont secondaires aux lésions des racines postérieures : elles résultent de la destruction des petites fibres à myéline qui, par les racines postérieures, vont de la moelle au sympathique, tandis que les grosses fibres à myéline qui tirent leur origine des ganglions rachidiens, presque toujours intacts dans le tabes, sont à peu près complètement respectées.

III

DES TROUBLES DE LA SENSIBILITÉ VISCÉRALE DANS LE TABES ET DE LEUR RAPPORT AVEC LES LÉSIONS DU SYMPATHIQUE

La lésion du sympathique dans le tabes étant bien déterminée, il nous reste à rapprocher ces constatations anatomiques des notions cliniques, pour essayer d'interpréter la nature des troubles que l'on observe dans le domaine du grand sympathique au cours du tabes.

Quelle est la fonction des fibres sympathiques intéressées dans la lésion des racines postérieures? Un point bien certain aujourd'hui, c'est qu'elles ne sont nullement motrices. Le fait a été établi d'abord pour les animaux supérieurs; sur le chat et sur le chien, on a pu vérifier la loi de Magendie, et constater que, seule, l'excitation des racines antérieures amène des réactions motrices dans le domaine du grand sympathique (1).

Plus récemment, Steinach avait cru remarquer que chez la grenouille, les fibres efférentes motrices vont aux

(1) On ne connait qu'une exception à cette loi; sur le chien, les fibres vaso-dilatatrices du membre inférieur sortent par les racines postérieures, comme Stricker l'a démontré; Dastre et Morat, après avoir discuté la valeur des expériences de Stricker, se sont plus tard rangés à son opinion. DASTRE et MORAT. Système vaso-moteur. Paris, 1884.

viscères par les racines postérieures. Mais, Horton Smith(1), élève de Langley, a établi sur le même animal que les fibres motrices des viscères proviennent toutes du vague ou des racines antérieures : l'excitation exactement localisée aux racines postérieures, ne donne lieu à aucune réaction motrice.

Toutes ces expériences nous permettent de penser que les fibres sympathiques qui viennent des racines postérieures ont peut-être une conduction centripète, et l'on est porté à se demander si elles ne jouent pas un rôle dans la sensibilité viscérale.

Or, c'est précisément ce que tend à prouver l'observation des tabétiques : chez ces malades où, comme nous l'avons vu, les fibres sympathiques qui passent par les racines postérieures sont détruites, beaucoup de symptômes dans le domaine du grand sympathique consistent en des troubles de la sensibilité viscérale.

C'est là, nous semble-t-il, un argument de premier ordre qui porte à admettre la nature sensitive des petits fibres à myéline des racines postérieures, les seules fibres à myéline du système grand sympathique qui soient très profondément et constamment lésées dans le tabes. Langley a montré d'ailleurs la nature sensitive de bon nombre de ces petits fibres. (*Phil. Trans. roy. Soc. Lond.*, 1892).

Nous voudrions ici reprendre l'étude de ces troubles de sensibilité viscérale, troubles qui nous paraissent dépendre directement de la lésion que nous avons relevée dans le sympathique des tabétiques. Nous rappellerons

---

(1) *Journal of Physiology*, t. XXI, 1897.

rapidement ce que l'on sait de l'anasthésie testiculaire, de l'anesthésie vésicale, de l'anesthésie des seins, de l'anesthésie de la trachée. Mais nous insisterons avec plus de détail sur les troubles de la sensibilité gastrique ; nous en avons fait une étude plus spéciale ; l'exposé de nos recherches nous conduira à des considérations intéressantes sur une variété de crise gastrique du tabes, liée à un état dyspeptique dont nous avons pu reconnaître les caractères différentiels, dont nous avons pu préciser le traitement.

Troubles de la sensibilité testiculaire.

Ce symptôme du tabes signalé par Pitres a fait le sujet de la thèse de son élève Rivière (1) et d'un important mémoire de Bitot et Sabrazès. Ces derniers auteurs ont étudié systématiquement l'anesthésie testiculaire sur 37 tabétiques : rien de plus facile que la recherche de ce signe, on comprime le testicule entre les doigts jusqu'à ce que le malade accuse de la douleur ; on arrive rapidement à apprécier ainsi la pression qui correspond à une sensibilité normale, ou à une sensibilité diminuée. Lorsque l'analgésie est complète, une pression très considérable, qui peut atteindre la valeur de 1 kilogramme comme nous nous en sommes assuré, ne provoque aucune réaction douloureuse chez le malade. Sur les 37 malades qu'ils ont examinés, Bitot et Sabrazès ont trouvé :

---

(1) *Thèse*, Bordeaux, 1886.

(2) Bitot et Sabrazès. *Revue de médecine*, 1891, p. 897.

Des testicules normaux des deux côtés. . . .	9 fois.
De l'hypoalgésie d'un seul côté.	2 —
De l'hypoalgésie des deux côtés.	8 —
De l'analgésie d'un seul côté.	1 —
De l'analgésie des deux côtés..	17 —

Cette anesthésie est d'autant plus marquée que l'ataxie est plus intense, et que le malade est à une période plus avancée de l'évolution de sa maladie. Elle coïncide souvent avec les troubles génitaux marqués ; sur les 17 malades analgésiques, 15 fois on constatait une absence d'érection, 10 fois il existait de l'anaphrodisie.

L'état de la sensibilité cutanée n'a aucun rapport avec l'anesthésie testiculaire ; la peau du scrotum peut présenter souvent une sensibilité intacte à tous les modes, alors que l'analgésie testiculaire est complète.

Ces auteurs ont recherché ce symptôme chez un grand nombre de malades atteints des affections les plus diverses du système nerveux : ils ne l'ont observé en dehors du tabes que chez un certain nombre de paralytiques généraux.

Troubles de la sensibilité vésicale.

Nous ne pouvons passer sous silence un symptôme qui a une importance prépondérante dans la séméiologie du tabes, les troubles de la miction. Toutefois ici la question est plus compliquée et dépasse en partie le cadre de cette étude. La vessie reçoit en effet ses nerfs, à la fois du grand sympathique par le plexus hypogastrique, et des nerfs sacrés. Néanmoins comme les nerf sensibles qui vont nous intéresser viennent non seulement des quatre premiers nerfs sacrés, mais aussi en partie du plexus hypogastrique et du plexus lombo-aortique, il nous a paru logique d'aborder ici ce point de la question.

C'est dans la thèse de Genouville (1), que nous trouvons les recherches expérimentales les plus intéressantes sur la vessie des tabétiques. A l'état normal, on le sait, l'urine s'accumule peu à peu dans la vessie et en distend la paroi ; lorsque la distension est assez élevée, la contraction du muscle vésical apparaît par un pur mécanisme réflexe et seulement lorsque la tension de l'urine dans la vessie atteint + 15 centimètres d'eau, le malade accuse l'envie d'uriner. La miction normale est donc sous la dépendance de la contraction réflexe de la vessie.

Mais chez les tabétiques ce mécanisme réflexe est troublé. Sur les sept tabétiques qu'il a examinés, Genouville a toujours trouvé une *diminution notable de la sensibilité de la vessie à la distension* : par exemple, chez les ataxiques la quantité moyenne trouvée dans la vessie sans envie est de 475 centimètres cubes ; chez l'homme normal elle ne dépasse pas 250 centimètres cubes. Si l'on injecte de l'eau dans la vessie qui se distend alors brusquement, l'envie d'uriner apparaît lorsque l'on a injecté 275 centimètres cubes : chez l'homme normal on arrive au même résultat lorsqu'on a injecté 135 centimètres cubes. Le trouble sensitif peut être encore plus profond et avec cette anesthésie relative à la distension on trouve souvent une

(1) *Thèse*, Paris, 1894.

hyperesthésie au contact : l'introduction d'une sonde suffisant à provoquer l'envie d'uriner, alors que la vessie est vide, ce qui n'a jamais lieu à l'état normal.

Mais le fait important, c'est la diminution de la sensibilité à la distension.

La suite naturelle en est une diminution de la contractilité réflexe de la vessie. « Chez ces malades en effet, dès que l'envie d'uriner s'accuse, les contractions ne se montrent pas pour cela bien nombreuses, et avant d'arriver aux contractions maxima qui amènent la miction normale, on peut injecter environ 450 à 850 grammes de liquide. »

Ceci permet de comprendre la cause de la difficulté pour uriner qu'accusent souvent ces malades ; leur vessie ne fonctionnant pas, ils essaient d'y suppléer par la contraction volontaire des muscles abdominaux. Mais l'effet n'est pas le même ; les contractions réflexes de la vessie donnent une pression de $1^{m},50$ d'eau ; l'effort le plus intense des muscles abdominaux donne à peine une pression de 50 centimètres dans la vessie. D'autre part l'effort des muscles abdominaux est intermittent, le sujet devant s'interrompre pour reprendre haleine, tandis que la contraction de la vessie est lente, persistante, tenace. Aussi l'effort permanent nécessaire pour maintenir ouvert le sphincter vésical fait défaut et la miction péniblement commencée ne s'accomplit parfois qu'avec deux ou trois reprises. Somme toute il semble s'agir ici d'une véritable hypotonie réflexe de la vessie, analogue à l'hypotonie que l'on observe dans les muscles de la vie de relation chez ces malades et tenant probablement à la même cause.

Ainsi les troubles vesicaux des tabétiques comme les troubles gastriques que nous verrons bientôt relèvent certainement en partie d'une anesthésie relative de ce viscère.

L'anesthésie vésicale, comme l'anesthésie testiculaire d'ailleurs, ne nous intéresse pas directement : ce sont des troubles qui existent dans un domaine du sympatique que nous n'avons pas étudié.

Par analogie, nous avons le droit de penser que les lésions dans toute l'étendue du sympatique sont du même ordre, mais nous n'en avons pas la preuve absolue. Ce qui pour nous est plus intéressant ce sont les anesthésies du sein, de la trachée et de l'estomac, car nous connaissons bien les lésions du sympatique à ce niveau.

Troubles de la sensibilité du sein.

La disparition de la sensibilité spéciale du sein, chez les tabétiques, doit tenir également à la diminution du nombre des fibres sympathiques sensitives ; en effet, ces fibres disparaissent, non seulement dans le splanchnique, mais dans toute la région dorsale, comme l'état du sympathique thoracique nous l'a appris. Cette anesthésie est bien connue au point de vue symptomatique. Tandis, que chez la femme normale, la compression du sein provoque une sensation très pénible, avec irradiations douloureuses, remontant vers le cou, ou se propageant dans les espaces intercostaux, dans le tabes on peut comprimer fortement la glande mammaire sans réveiller de réaction douloureuse spéciale.

Tardif (1) a examiné à ce point de vue 16 tabétiques chez 8 malades, l'analgésie était complète ; on pouvait comprimer avec force le parenchyme glandulaire sans provoquer la moindre douleur. Chez 2 tabétiques, l'analgésie était incomplète : une pression forte était seule ressentie. Enfin, chez 6 tabétiques, la sensation était aussi vive que chez les femmes normales.

Troubles de la sensibilité trachéale.

Tout récemment, M. Sicard a décrit dans le tabes un autre symptôme du même ordre, l'analgésie trachéale profonde.

Voici la façon de rechercher ce signe : « Si, chez un su- « jet sain, dont on a fléchi légèrement la tête, on percute, « ou surtout si on comprime légèrement, avec le doigt, « la trachée au-dessous de l'anneau cricoïdien et direc- « tement sur la ligne médiane, on provoque une sensation « d'angoisse douloureuse très particulière, avec irradia- « tions également pénibles, se faisant, tantôt des deux « côté de la région cervicale, tantôt se propageant du « côté du médiastin, tantôt au contraire, remontant vers « la base de la langue.

« Cette sensation angoissante persiste un certain temps « au niveau de la région comprimée : chez certains sujets « normaux, elle ne s'efface complètement qu'après 2 ou

(1) *Thèse* de Tardif. Paris, 1899.

« même 5 minutes ; cette épreuve peut quelquefois pro-
« voquer quelques secousses de toux ou amener quelques
« mouvements de déglutition chez le sujet examiné. Il
« est presque superflu d'ajouter qu'on doit toujours pro-
« céder à cette recherche avec douceur (1). »

Or, chez les tabétiques, ces mêmes phénomènes d'angoisse ont souvent complètement disparu, ou, du moins, sont très atténués ; sur 33 tabétiques, examinés par M. Sicard, 11 présentaient une indifférence absolue au choc ou à la compression prétrachéale, 15 n'accusaient une souffrance qu'après une compression prolongée, et exercée avec une certaine force, mais la sensation ne durait pas, et disparaissait sitôt la pression trachéale supprimée.

Enfin, chez 7 tabétiques, la sensation angoissante présentait les mêmes caractères, et la même intensité que chez l'individu normal.

Sur les 26 malades dont Tardif rapporte l'observation dans sa thèse, on trouvait, dans 10 cas, une analgésie complète ; la sensibilité était seulement atténuée dans 4 cas ; enfin, dans 7 cas, la sensation était aussi vive que chez le sujet sain.

Pour expliquer ces faits, on ne peut invoquer le rétrécissement du calibre trachéal ; en effet, la compression est légère, et le passage de l'air, facile : comme l'indique Sicard, cette douleur paraît tenir à l'excitation du plexus pneumo-sympathique qui réagit, en donnant lieu à une sensation angoissante très particulière. Or, si l'on se rap-

---

(1) Sicard. *Bulletin de la société médicale des hôpitaux.* 20 février 1899.

pelle que les nerfs du larynx viennent en partie du sympathique cervical, il paraît hors de doute que la disparition dans ce tronc nerveux des fibres provenant des racines postérieures est la raison anatomique de ce symptôme curieux (1).

---

(1) Mais la lésion du sympathique cervical, observée dans le tabes, conduit à se poser d'autres questions. On sait l'importance dans cette maladie des troubles oculo-pupillaires, on sait également que les fibres destinées à l'œil suivent le trajet du sympathique cervical ; il était donc indispensable de savoir si ces troubles ne dépendent pas, en quelque mesure, des lésions qui existent dans ce cordon sympathique. Aussi, nous avons cru devoir procéder à une série d'expériences sur ce sujet. Nous avons recherché si la section des racines postérieures au niveau de la région cervicale inférieure et dorsale supérieure n'amènerait pas quelques troubles dans les mouvements pupillaires. Au premier abord, on pourrait le croire ; immédiatement après la section de ces racines postérieures chez le chat, on peut voir certaines modifications dans les dimensions de l'œil et des réactions de la pupille.

On observe tantôt un myosis léger du côté opéré, tantôt, au contraire, une dilatation de la pupille, quelquefois très accentuée ; souvent aussi les réactions à la lumière sont diminuées, mais ces symptômes ne durent que peu de temps ; au bout de quelques heures ou de quelques jours, la pupille a repris ses dimensions et ses mouvements normaux.

Quant au globe oculaire, il peut tantôt être en rétraction, tantôt faire une saillie légère, mais ces symptômes sont aussi très passagers et disparaissent rapidement.

Tous ces signes paraissent tenir, en effet, non pas à la section des racines postérieures, mais au tiraillement que l'on exerce forcément au cours de l'opération sur les racines antérieures, par où passent les fibres oculo-pupillaires.

Les troubles oculaires du tabes ne paraissent donc pas dépendre des lésions observées dans le sympathique cervical ; ce qui vient encore confirmer cette idée, c'est que le signe d'Argyll-Robertson peut exister avec une intégrité complète des petites fibres à myéline du sympathique. Dans un cas de paralysie générale, où ce symptôme existait, le sympathique recueilli à l'autopsie contenait une proportion tout à fait normale de fibres à myéline grosses et petites. La raison de ces troubles pupillaires doit donc être cherchée ailleurs.

Troubles de la sensibilité de l'estomac.

1° *L'anesthèsie épigastrique.* — Ce trouble de lasensibilité de l'estomac, l'analgésie épigastrique a été signalée et décrit par M. Pitres (1). On sait que chez un sujet sain la compression brusque du creux épigastrique détermine une sensation douloureuse très spéciale, accompagnée d'angoisse et de tendance au collapsus ; lorsque le choc est trop violent, il peut amener une syncope, et parfois, dans des cas assez rares il est vrai, provoquer la mort. Tous ces troubles, légers ou graves, tiennent à l'excitation plus ou moins violente du plexus solaire. Or, dans le tabes, cette sensibilité si vive à l'état normal fait souvent complètement défaut. Chez ces malades, on peut comprimer fortement le creux de l'estomac, le frapper avec le poing ou avec un corps dur, sans qu'ils éprouvent aucun autre malaise, aucune autre douleur, que celle qui résulte de la contusion des parois de l'abdomen. Si la sensibilité n'est que diminuée, les malades supportent sans peine les pressions progressives les plus énergiques, mais éprouvent une douleur angoissante sous l'influence d'un choc brusque.

La fréquence de cette analgésie dans le tabes est assez grande ; sur 50 tabétiques qu'il a examinés, M. Pitres a trouvé :

Sensibilité épigastrique profonde	normale. . .	28 fois.
—	affaiblie. . .	13 —
—	abolie. . .	9 —

(1) *Revue de neurologie*, octobre 1898.

Dans une statistique de Tardif (1) portant sur 26 cas, la proportion était un peu plus grande :

Sensibilité épigastrique profonde normale. . .	7	cas.
— affaiblie. . .	9	—
— abolie. . .	8	—

La sensibilité du plexus solaire serait ainsi altérée dans le tabes dans près de la moitié ou les deux tiers des cas ; cette anesthésie doit tenir sans doute à la disparition plus ou moins considérable des petites fibres à myéline du splanchnique.

Chez deux des sept tabétiques que nous avons autopsiées, la sensibilité épigastrique était fortement diminuée ; chez trois d'entre elles, elle était même tout à fait abolie.

2° ***Irradiations douloureuses dans les gastrites medicamenteuses des tabétiques.*** — L'anesthésie épigastrique indique déjà qu'il existe une viciation de la sensibilité normale du plexus solaire à la pression. Mais ce n'est pas le seul symptôme qui révèle que la sensibilité des viscères abdominaux et de l'estomac est très altérée. Nous avons étudié avec soin les manifestations dyspeptiques présentées par les tabétiques du service de M. le Dr Déjérine, et cette étude nous a conduit à une série de conclusions qui nous semblent présenter un réel intérêt, au point de vue clinique et thérapeutique.

(1) Chez une autre (Gillard), l'hyperesthésie de la peau empêchait d'observer ce symptôme. Enfin, sur la dernière malade qui n'avait jamais été examinée par nous (Touss.), on avait négligé de rechercher ce signe.

Depuis que la doctrine du tabes d'origine syphilitique s'est répandue il est d'usage de maintenir les tabétiques pendant des périodes de temps fort longues à l'iodure de potassium à doses élevées. Il arrive souvent que l'on détermine ainsi chez ces malades des troubles dyspeptiques liés à une gastrite médicamenteuse. L'usage de l'iodure de potassium irritant l'estomac altère en effet rapidement la structure de la muqueuse et provoque des lésions de gastrite plus ou moins intense.

Dans notre séjour à la Salpêtrière nous avons pu suivre une dizaine de tabétiques, chez lesquels l'usage de l'iodure de potassium avait provoqué des troubles dyspeptiques: or nous avons observé que ces malades traduisaient tous l'irritation douloureuse de leur estomac d'une façon assez particulière et toujours la même.

A l'état normal, on le sait bien, les malades localisent les douleurs d'origine gastrique à l'épigastre, sur un point situé vers le milieu de la ligne xypho-ombilicale ; ce point, comme nous avons eu l'occasion de le démontrer (1), correspond exactement au plexus solaire et plus exactement encore aux filets et ganglions nerveux qui suivent le tronc cœliaque.

Chez les tabétiques que nous avons suivis, la gastrite médicamenteuse se traduisait par des douleurs localisées assez différemment ; un bon nombre de ces malades éprouvaient bien quelque douleur au creux épigastrique, s'exagérant après les repas et après l'ingestion d'iodure de

(1) *Revue de médecine*, 1899, novembre. Recherches sur les viciations de la sensibilité gastrique.

potassium, mais ces douleurs étaient légères et attiraient à peine leur attention. Ce qui les faisait le plus souffrir, c'était des douleurs irradiant dans les côtés, surtout dans le côté gauche au niveau des 4 ou 5 dernières côtes. Cette douleur parfois très intense présentait des caractères assez variables ; lorsqu'elle n'existait que du côté gauche le malade la comparait à une déchirure, à une plaie vive, à un coup de poignard. Lorsqu'elle était bilatérale le malade la comparait à une ceinture le serrant comme dans un cercle de fer, à un étau qui l'écrasait. Mais un caractère plus intéressant et indiquant déjà leur nature, ces douleurs présentaient dans leur apparition la périodicité des douleurs des dyspeptiques. A jeun le malade ne les ressentait pas ; elles apparaissaient après le repas, plus ou moins tôt, en général au bout d'une heure ou deux ; elles allaient s'exagérant pendant une, deux, trois heures, puis disparaissaient pour reparaître après le repas suivant. Toute irritation vive portée sur l'estomac, un excès alimentaire, l'ingestion de liqueurs ou de médicaments irritants, les exagérait.

Chez certains malades ces douleurs pouvaient prendre une intensité extrême, et il m'est arrivé d'observer dans un cas, au moment du paroxysme de ces douleurs dans le côté, des vomissements ; l'estomac une fois vidé par le vomissement la douleur diminuait et au bout de 20 minutes à une demi-heure elle avait disparu. Enfin dans bien des cas la pression forte au niveau du plexus solaire provoquait une irradiation douloureuse au niveau des 9e, 10e, 11e et 12e côtes des deux côtés, mais surtout du côté gauche.

Pendant les paroxysmes douloureux, et souvent dans leur intervalle, la sensibilité cutanée et profonde était modифiée dans la région où irradiait la douleur d'origine gastrique; la piqûre de la peau ou la pression des côtes provoquait une douleur qui faisait crier le malade.

Mais le fait qui indique bien l'origine gastrique de ces douleurs, c'est que la suppression de l'iodure de potassium, et l'institution d'un régime alimentaire sévère, suffisait pour faire rapidement disparaître et cela d'une façon définitive la douleur dans les côtés.

J'ai dit plus haut que chez un bon nombre de malades il existait en même temps une légère douleur au creux épigastrique. Mais parfois aussi les malades ne localisent aucune douleur à ce niveau. Une tabétique soignée dans le service en est un exemple bien typique. Cette malade qui présentait des signes nets du tabes depuis deux ans n'avait jamais éprouvé lorsqu'elle entra dans le service aucun trouble gastrique ni aucune douleur dans les côtes. Comme elle était syphilitique on lui donna de fortes doses d'iodure de potassium. La malade mal renseignée buvait les 6 grammes d'iodure de potassium, le matin, à jeun, d'un seul trait. Au bout de six semaines elle commença à éprouver des douleurs dans les côtés. Ces douleurs apparaissaient après le repas, elles siégeaient au niveau des dernières côtes, à droite comme à gauche; la malade était comme serrée dans un étau et très gênée pour respirer. Elle n'avait aucune douleur au creux épigastrique et le plexus solaire n'était sensible qu'à une pression de 3000 grammes. La malade disait : « Je n'ai jamais eu mal à l'estomac. » Pourtant il suffit de supprimer l'iodure pour voir toute douleur dans les côtés disparaître et cela d'une façon définitive.

Chez une autre malade pendant la crise de douleur dans les côtés, la pression forte de l'épigastre était absolument indolente. Pourtant les douleurs en ceinture étaient bien d'origine gastrique: elles cessaient après le vomissement et l'administration d'eau chloroformée par la bouche a supprimait instantanément.

Certes ce symptôme de douleur dans les côtés d'origine gastrique n'est pas spécial au tabes ; on peut l'observer chez les dyspeptiques (Lasègue), dans la dilatation de l'estomac (Chantemesse et Lenoir) (1) et plus récemment Head (2) puis Faber (3) ont indiqué que les irritations gastriques provoquaient souvent une hyperesthésie cutanée dans les régions où nos malades ressentaient leurs douleurs irradiées. *Mais ce qui fait la valeur de ce signe chez les tabétiques c'est qu'il est pour ainsi dire constant.*

Sur les dix malades atteints de gastrite médicamenteuse que j'ai pu suivre l'année dernière, ces douleurs irradiées dans les côtés se sont présentées chez neuf d'entre eux, avec ce caractère de périodicité et cette dépendance absolue de l'état de l'estomac. Chez le 10e il n'existait pas de douleur dans les côtés du thorax, il est vrai, mais la douleur gastrique retentissait dans les parties latérales inférieures de l'abdomen.

Enfin il n'est pas impossible que cette façon spéciale de sentir la douleur gastrique dans le tabes, cette irra-

---

(1) Chantemesse et Lenoir. *Archives générales de médecine*, 1885.

(2) Head. On disturbances of sensation with especial reference to the pain of viscéral diseases : *Brain*, 1893, 94. 96.

(3) Faber. Reflex hyperesthesien bei Verdaüungs Krankheiten. *Deutsches archiv für Klinische médicin*, 1899, p. 333.

diation constante dans les côtés, avec le peu d'intensité ou l'absence de la douleur au point épigastrique, corresponde à la lésion des voies sensitives sympathiques. N'est-ce pas un symptôme analogue aux erreurs de localisation des excitations cutanées, que l'on observe si souvent dans les tabes ?

3° ***Crises gastriques liées à des troubles dyspeptiques: leurs symptômes et leur traitement.*** — Mais le trouble de la sensibilité gastrique peut se révéler encore par un autre ordre de symptômes plus curieux, et dont la connaissance a un intérêt beaucoup plus pratique. Une série de faits que nous avons observés nous a conduit à admettre que les gastrites médicamenteuses peuvent dans certains cas non seulement se traduire chez les tabétiques par la douleur périodique dans les côtés, mais encore provoquer l'apparition d'un complexus sympathique en tout semblable à ce que l'on décrit sous le nom de crise gastrique du tabes. Nous sommes ainsi arrivé à isoler une variété de crise gastrique qui est liée intimement à l'existence d'un état dyspeptique; nous croyons aussi avoir trouvé les caractères distinctifs qui permettent de reconnaître parmi les crises gastriques tabétiques cette variété spéciale d'accidents et enfin l'expérience nous a appris que ces crises gastriques consécutives à des troubles dyspeptiques sont parfaitement curables.

Un certain nombre de faits attira d'abord notre attention sur ce point. Chez certains tabétiques, atteints d'une gastrite médicamenteuse se traduisant par des douleurs périodiques dans les côtés, si on laisse l'affection évoluer sans modifier le régime habituel, on voit apparaître une véritable crise gastrique. A ce moment la suppression des médicaments irritants, l'institution du régime lacté absolu, amènent la sédation de tous les phénomènes douloureux, et la disparition de tous les troubles gastriques. Un de nos malades que nous avons pu suivre presque au jour le jour en est un exemple bien typique.

Defres, 47 ans.

Syphilis en 1870. En 1872 à 21 ans, premières douleurs fulgurantes qui persistent encore, mais moins fréquentes.

Il y a 12 ans, diplopie ; depuis cette époque strabisme.

Actuellement. — Incoordination aux membres supérieur et inférieur et perte de la sensibilité articulaire.

Signe de Romberg incomplet.

Sensibilité intacte aux membres inférieurs, très diminuée à la face interne du bras et de l'avant-bras.

Arthropathie de l'épaule droite.

Réflexes patéllaires abolis.

Pupilles inégales ; signe d'Argyll Robertson. Fond de l'œil normal.

Impuissant depuis cinq mois.

Le malade a eu à l'âge de 26 ans des accidents dyspeptiques. Il s'est soigné ; tous les troubles ont disparu au bout d'un an et depuis lors il n'avait jamais souffert de l'estomac.

13 *novembre* 1899. — Le malade est *depuis un mois* à l'iodure de potassium (5 grammes par jour).

Depuis 15 jours, douleurs épigastriques et douleurs dans le côté gauche très violentes, survenant deux heures après le repas de midi et du soir. Au moment des paroxysmes douloureux il a parfois quelques régurgitations.

Pituite le matin à jeun.

Une pression de 1 000 grammes au niveau du point épigastrique est douloureuse et irradie dans le côté gauche.

18 *novembre.* — Le malade a une véritable crise gastrique ; douleur intense, au creux épigastrique irradiant dans le côté gauche,

Vomissements continuels toute la journée, survenant après l'ingestion de la moindre quantité de liquide. Abattement considérable, il est obligé de rester couché. Constipation intense qui dure depuis lors. Cette crise dure toute la journée.

Le lendemain, la sensibilité à la pression du point épigastrique est de 800 grammes, avec irradiation dans le côté gauche.

Sur le côté gauche on trouve une zone d'hyperesthésie à la piqûre s'étendant de la 11e côte à la crête iliaque et cela jusqu'à la ligne médiane en avant et en arrière.

Le malade est mis au *régime lacté absolu* et l'on supprime l'iodure de potassium.

25 *novembre*. — Le malade a beaucoup moins souffert de son côté depuis qu'il est au régime lacté absolu. Hier soir il a essayé de manger du pain et de la viande, il a eu une crise de douleurs dans la nuit. De 2 heures du matin à 5 heures, douleur continue à l'épigastre très violente, avec douleur fulgurante intermittente passant dans les côtés, surtout dans le côté gauche et le faisant crier de douleur. De 5 heures à 7 heures il n'a plus éprouvé qu'une douleur continue à l'épigastre ; à 7 heures il a vomi et tout s'est calmé.

11 *décembre*. — Le malade souffre moins. Il ne vomit plus. L'épigastre n'est sensible qu'à une pression de 1500 grammes. L'hyperesthésie du côté gauche est moins marquée.

On permet au malade des œufs et de la viande en plus du lait.

14 *janvier*. — Le malade mange de tout, ne souffre plus. L'épigastre n'est pas sensible à une pression de 5000 grammes.

Depuis le malade n'a plus souffert de l'estomac.

Une autre malade, que nous avons pu suivre au jour le jour a présenté exactement la même série de troubles. Au début, sous l'influence de l'iodure de potassium, gastrite médicamenteuse se traduisant par une douleur revenant périodiquement après les repas, à l'épigastre et surtout au niveau des dernières côtes gauches :

C'est une douleur véritablement effroyable dans le côté, qui fait hurler la malade, elle souffre autant « que si on lui raclait les côtes avec un couteau ».

Ces paroxysmes douloureux ont fini par réaliser le syndrome de la crise gastrique, avec douleur intense, collapsus et vomissement : mais ces paroxymes sont plus courts que chez notre malade précédent, ils ne durent guère qu'une heure ou deux. La suppression de l'iodure et le régime lacté absolu ont fait rapidement rétrocéder tous ces accidents.

Ces premiers faits prouvaient déjà que les phénomènes douloureux liés à une gastrite médicamenteuse peuvent chez les tabétiques se présenter avec l'allure de la crise gastrique typique. Mais d'autres observations sont venues nous apprendre que des dyspepsies ayant une étiologie toute différente pouvaient suivre la même évolution. Ainsi la dyspepsie nerveuse, telle qu'on l'observe à la suite de grands chagrins, de surmenage physique, etc., se traduit chez les tabétiques par de véritables crises gastriques. L'observation suivante en est un exemple des plus nets : la malade était depuis longtemps atteinte de dyspepsie nerveuse lorsque sont apparus les premiers signes de tabes.

G..., 37 ans.

Présente actuellement des signes de tabes avancés.

Douleurs fulgurantes.

Abolition des réflexes pupillaires.

Cécité complète. — Dilatation de la pupille.

Pupille immobile à la lumière et dans les mouvements de de convergence.

La malade avait autrefois un estomac excellent.

A l'âge de 26 ans, à la suite de grands chagrins et de grands soucis (perte d'argent, perte du fonds de commerce qu'elle possédait avec son mari), la malade a eu ses premières douleurs d'estomac.

Tous les jours après le repas, la malade était ballonnée, gênée pour respirer et ressentait au creux épigastrique une douleur assez vive qui l'obligeait à se dégrafer.

Les troubles s'accentuaient à la moindre émotion, et la malade présentait alors parfois des régurgitations plus ou moins abondantes après le repas. Quelquefois le matin, elle avait des pituites.

A l'âge de 30 ans, la malade a éprouvé les premières douleurs fulgurantes dans les jambes. Les troubles gastriques, persistaient toujours avec le même type; ils étaient plutôt plus intenses.

A l'âge de 32 ans, les phénomènes dyspeptiques se sont modifiés et la malade a présenté la première crise gastrique : ces *crises* tout à fait typiques consistent en douleurs intenses à l'épigastre et dans les côtés, en vomissements continuels et très pénibles durant un jour ou deux; pendant toute la durée de la crise la malade est plongée dans le collapsus.

Au début, ces crises revenaient toutes les semaines environ; actuellement elles sont plus espacées. Elles reviennent tous les mois *au moment des règles*. Elles sont précédées ou suivies de douleurs fulgurantes dans les jambes.

Il y a trois ans environ, à l'âge de 34 ans, la malade a commencé à ressentir des *douleurs dans le côté gauche*. Ces douleurs très vives au moment des crises gastriques persistent aussi dans leur intervalle.

Elles apparaissent aussitôt après le repas et durent 2 à 3 heures; elles sont plus ou moins vives suivant que la malade a mangé des aliments plus ou moins irritants.

La pression au point épigastrique est douloureuse et provoque des irradiations douloureuses dans le côté gauche au niveau des derniers espaces intercostaux.

Cette observation est certainement des plus instructives.

Elle nous montre une dyspepsie nerveuse banale, se modifiant à mesure que le tabes évolue. Les troubles quotidiens s'effacent, se transforment, ne consistent plus guère qu'en douleurs périodiques dans le côté gauche et en même temps les paroxysmes douloureux sous la forme de crise gastrique s'accentuent. La malade arrive à présenter des crises gastriques typiques apparaissant tous les mois au moment des règles.

Ce n'est pas la seule malade dont l'affection gastrique ait présenté cette évolution. Nous trouvons une histoire de tout point analogue chez une tabétique actuellement âgée de 60 ans, Gourd. Chez cette malade il existait depuis longtemps des troubles dyspeptiques, douleurs au creux épigastrique, s'accentuant et s'accompagnant de vomissements sous l'influence du moindre effort et de la moindre fatigue. Ce n'est que plus tard, lorsque le tabes était en pleine évolution, que ces troubles se sont modifiés et que le type de crise gastrique s'est réalisé.

Chez une autre malade, Noël, c'est une ancienne gastrite alcoolique dont les symptômes se sont modifiés et qui se présente actuellement sous forme de crise gastrique. Cette malade, âgée de 48 ans, est nettement tabétique : on constate le signe d'Argyll Robertson, une abolition des réflexes patellaires, des troubles urinaires, de l'incoordination, le signe de Romberg, de l'anesthésie au niveau des seins et à la face interne des bras. Cette malade, qui exerçait la profession de repasseuse, a présenté des signes d'alcoolisme depuis *l'âge de* 17 *ou* 18 *ans* : elle avait des pituites tous les matins au réveil, des crampes dans les mollets la nuit, ces troubles ont persisté jusqu'à l'année dernière.

Elle a éprouvé les premiers signes de tabes à l'âge de 23 ans : douleurs fulgurantes dans les jambes, qu'elle différencie nettement et facilement des crampes musculaires qui la surprenaient la nuit.

Ce n'est que 10 ans plus tard que les accidents de gastrite alcoolique se sont compliqués de douleurs dans les côtés surtout dans le côté gauche apparaissant après les repas et durant 2 ou 3 heures. Enfin depuis l'année dernière elle a eu 4 *crises gastriques.* Les 3 premières crises ont eu lieu dans la même semaine ; elles apparaissaient après le repas et consistaient en douleurs gastriques extrêmement violentes, vomissements incessants et diarrhée incessante pendant 18 à 24 heures. Il y a un mois la malade a eu une crise analogue qui a duré 12 heures.

Le point épigastrique est douloureux à une pression de 1 500 grammes. La douleur ainsi provoquée irradie des deux côtés vers les dernières côtes, mais surtout du côté gauche.

Si nous en croyons ces observations, nous sommes amenés à cette conclusion que les crises gastriques peuvent être liées à des troubles dyspeptiques d'ordre très différent. Peu importe, semble-t-il, la cause de cet état gastrique : qu'il s'agisse d'une gastrite médicamenteuse, d'une gastrite alcoolique ou d'une dyspepsie nerveuse, le type de la crise gastrique avec douleur intense, vomissements incessants et collapsus, se trouve toujours réalisé.

Ce qui fait la valeur de ces observations c'est que les phénomènes dyspeptiques existaient avant l'apparition du tabes et qu'il est possible de suivre pour ainsi dire au jour le jour les changements que les lésions du sympathique apportent dans les manifestations douloureuses de la dyspepsie. Dans toutes ces observations, comme d'ailleurs dans les observations de gastrite médicamenteuse que nous avons rapportées au début, la crise gastrique n'apparaît pas brusquement, sans rien qui puisse la faire prévoir : toujours il existait depuis longtemps des troubles digestifs se traduisant par des douleurs dans les côtés survenant après le repas ou les excès alimentaires : la crise ne survient que comme un paroxysme douloureux, que l'examen attentif du malade aurait permis de prévoir. La fin n'en est pas brusque non plus ; le malade ne s'améliore que lentement. Il est obligé de soigner son régime car il sait les vomissements et les douleurs gastriques imminents et sur le point de revenir à la moindre occasion. Cet état se prolonge aussi pendant plusieurs jours et parfois pendant plusieurs semaines. Tous ces symptômes constituent des signes différentiels, qui peuvent permettre de distinguer ces crises liées à des troubles dyspeptiques, des crises gastriques répondant à la description classique. Dans ces dernières, en effet, le début est brusque et imprévu, comme la terminaison : Charcot insistait beaucoup et à juste titre sur ce signe ; rien de plus curieux que le changement subit chez ces malades qui hurlaient de douleur et que l'on retrouve quelques heures après calmés et réclamant de la nourriture.

L'observation suivante où nous avons pu observer le malade de très près est intéressante à ce point de vue ; on y voit le caractère principal qui différencie le type morbide que nous décrivons de la crise gastrique classique. On y verra que la crise gastrique est précédée de douleurs périodiques dans les côtés et à l'épigastre survenant après les repas, et cela pendant plusieurs jours. De même la crise ne se termine pas brusquement, pendant plusieurs semaines la malade éprouve des troubles gastriques et elle ne s'améliore que lentement.

Marc, Caroline, 43 ans, mécanicienne.

Rien à relever dans les antécédents héréditaires.

Dans les antécédents personnels on note une fièvre typhoïde à 11 ans, la scarlatine à 24 ans.

Début du tabes par des douleurs fulgurantes il y a environ 12 ans.

Il y a 5 ans, dérobement des jambes, crises fréquentes.

Il y a 3 ans, diplopie passagère.

Actuellement, incoordination des membres inférieurs, signe de Romberg, réflexes rotuliens abolis. Pas d'atrophie musculaire.

Les douleurs fulgurantes persistent, mais moins intenses. Léger retard dans la perception des excitations portées sur les membres inferieurs.

Troubles oculaires nombreux, léger ptosis ; inégalité pupillaire, signe d'Argyll Robertson, amaurose de l'œil droit.

Difficulté pour uriner. La malade est obligée de s'y reprendre deux ou trois fois pour vider sa vessie.

La malade a des crises gastriques, revenant à assez grands intervalles, depuis 10 ans. Elle a eu en tout environ 8 crises gastriques. *Chacune de ces grandes crises est apparue au moment des règles.*

Dans l'intervalle des crises, la malade a toujours eu des troubles digestifs de temps en temps, environ une fois par mois ; elle était prise de douleurs très fortes dans les côtés, si violentes qu'elle ne pouvait pas serrer les cordons de ses jupons.

Ces douleurs se terminaient par un vomissement. Puis la malade était soulagée et le lendemain elle pouvait recommencer à s'alimenter ; toutefois elle surveillait encore son alimentation pendant quelques jours, sans cela elle aurait eu une nouvelle crise de vomissement.

J'ai pu assister à tout le développement de la dernière crise, survenue en août 1899.

Depuis le commencement de juillet la malade a présenté, après le repas, des douleurs en ceinture, surtout vives du côté gauche.

Vers trois heures de l'après-midi, soit quatre heures après son repas, elle vomissait quelques gorgées d'un liquide très acide. Ces vomissements se sont reproduits tous les jours. De temps en temps elle avait aussi des pituites le matin.

Ces troubles digestifs ont persisté jusqu'au *vendredi 5 août*, époque à laquelle la crise a débuté. A partir de ce moment la malade a vomi tous ses aliments. Elle vomit continuellement, 1 heure environ après avoir bu quelques gorgées de liquide ; en même temps douleurs intenses, aiguës, comme des éclairs ; en même temps, sensation très douloureuse dans le côté gauche où elle éprouve une sensation de brûlure. Le collapsus n'est pas très marqué.

La douleur au creux épigastrique n'apparaît qu'avec une pression de 2 kilogrammes.

Dès le début de la crise la malade est mise au régime lacté absolu.

Au bout de 8 jours, les douleurs et les vomissements sont très atténués ; la malade se sent mieux ; mais par expérience elle sait qu'il lui faudra rester longtemps au régime lacté. « Je ne pourrai prendre que du lait pendant longtemps, dit-elle, sans quoi mes vomissements reviendraient. »

Dans un certain nombre de cas la crise gastrique n'est pas précédée de douleurs progressivement croissantes : les accidents se présentent autrement. Sur un état dyspeptique permanent la crise apparaît à l'occasion d'un excès alimentaire, d'une émotion pénible très violente, ou encore chez la femme au moment des règles. Ce sont, somme toute, les causes mêmes qui provoquent les paroxysmes chez les dyspeptiques de tout ordre. Mais ici, dans l'intervalle des crises, l'état dyspeptique est presque latent et ne se traduit guère que par des douleurs dans les côtés revenant régulièrement après les repas. Par contre les paroxysmes douloureux sont bien plus violents et réalisent le type de la crise gastrique.

Dans l'observation de Marc, que nous venons de citer, les crises gastriques étaient toujours survenues au moment des règles ; voici encore une observation ou les crises reviennent régulièrement au moment des règles ; somme toute, cette malade répond exactement au type si banal chez les femmes de dyspepsie s'exaspérant à chaque période menstruelle, Mais ici les paroxysmes dépassent de beaucoup ce qu'ils sont habituellement par leur intensité et par leur durée et constituent des crises gastriques typiques.

Fauch. Eugénie, âgée de 32 ans.

Cette malade est en pleine évolution de son tabes ; elle présente une hypotonie énorme, un signe de Romberg très marqué et de l'incoordination des membres inférieurs et supérieurs. Les réflexes patellaires sont abolis.

Le signe d'Argyll-Robertson est des plus nets.

La malade a eu autrefois de l'incontinence urinaire ; actuellement elle n'urine qu'avec difficulté.

Il existe une zone d'anesthésie au niveau du sein, et deux bandes d'anesthésie à la face interne des bras.

Le diagnostic ne saurait donc souffrir aucun doute.

Depuis 6 ans la malade présente des troubles dyspepstiques.

Tout d'abord d'une façon permanente des douleurs dans le dos, au niveau des derniers espaces intercostaux, à droite comme à gauche.

Ces douleurs ne sont pas continuelles, elles apparaissent deux heures après les principaux repas, à 3 heures de l'après-midi et à 10 heures du soir.

Elles durent chaque fois de 1/2 heure à 1 heure.

Peu intenses autrefois, elles sont aujourd'hui beaucoup plus intenses.

Depuis 6 ans également la malade est sujette aux crises gastriques. Ces crises ont été autrefois extrêmement nombreuses et très rapprochées ; chaque crise durait 10 à 15 jours en moyenne ; il était rare qu'entre deux crises la malade ait plus de cinq jours de répit.

La crise était constituée par des vomissements extraordinairement douloureux, accompagnés de douleurs dans les côtés et d'un collapsus très accusé. Pendant toute la durée de la crise, la malade ne pouvait pas se mettre debout.

Il y a un an et demi les crises devinrent plus rares, *elles ne revenaient qu'au moment des règles,* chaque crise durait en moyenne 10 jours.

Cet état persista jusqu'il y a six mois.

A cette époque la malade fut mise par M. Déjérine au régime lacté absolu ; elle n'a pas d'ailleurs exécuté complètement l'ordonnance ; elle a toujours mangé une certaine quantité de pain.

Néanmoins sous l'influence de ce régime elle s'est beaucoup améliorée ; les *crises reviennent* bien encore tous les mois *au moment des règles,* mais elles sont devenues moins longues et moins douloureuses, la crise ne dure guère que quatre jours, la malade vomit encore souvent pendant les crises, mais au moment des vomissements la douleur gastrique est beaucoup moins intense et n'arrache plus de cris à la malade.

Dans cette dernière observation, en dehors de la coïncidence des crises gastriques avec les règles, il y a encore un fait qui est intéressant ; c'est l'amélioration considérable de la malade sous l'influence du régime lacté mitigé.

En effet, l'argument le plus probant que nous puissions invoquer en faveur de l'influence des troubles dyspeptiques sur l'apparition d'un certain nombre de crises gastriques du tabes, c'est l'action heureuse du traitement antidyspeptique. Un régime alimentaire sévère, s'ilest bien appliqué et bien suivi, peut chez les malades de cet ordre empêcher l'apparition imminente d'une crise gastrique, diminuer le nombre des crises et même les faire disparaître.

Voici par exemple l'histoire de deux malades où, à l'aide de ce traitement, nous avons pu prévenir l'apparition d'une crise gastrique.

Chez la première malade, Peyr. Julie, 34 ans, le tabes évoluait depuis un ou deux ans ; la malade avait des douleurs fulgurantes dans les jambes, une hypotonie considérable, une diminution des réflexes oculaires et des crises gastriques extrêmement violentes, avec vomissements douloureux et collapsus intense.

Au commencement de novembre 1899, la malade commença à se plaindre de douleurs dans les côtés, apparaissant le soir vers cinq heures, et se terminant après avoir duré un certain temps par un vomissement ; l'estomac évacué, les douleurs cessaient presque aussitôt ; ces douleurs étaient assez fortes pour qu'on ait été obligé d'avoir recours à la morphine. Cet état se prolongea pendant une dizaine de jours. Les douleurs revenaient quotidiennement à cinq heures du soir. Le creux épigastrique était légèrement douloureux, une pression de 2 500 grammes à ce niveau provoquait une douleur locale avec irradiation dans les deux côtés.

Je mis la malade au régime lacté absolu ; aussitôt la douleur quotidienne dans les côtés diminua et ne tarda pas à disparaître ;

au bout de cinq jours de régime, le 11 novembre, il fallait une pression de 3 000 grammes au creux épigastrique pour provoquer de la douleur ; il fut alors possible de donner des aliments solides à la malade et de la ramener peu à peu au régime normal. Vers le milieu de novembre, la malade n'éprouvait plus aucun trouble dyspeptique et la pression forte au creux épigastrique ne provoquait aucune douleur.

Je pensai avoir arrêté ainsi l'évolution d'une crise gastrique ; l'événement ne tarda pas à confirmer mon opinion.

Au commencement de janvier 1900, apparurent de nouveau des douleurs dans les côtés, régulièrement après les repas. Mais on laissa la malade sans traitement, et le 16 janvier 1900 éclate une crise gastrique extrêmement violente, typique, qui se prolonge pendant dix jours environ. La malade se rétablit lentement et est remise aussitôt à la nourriture ordinaire. Mais les douleurs dans les côtés et le vomissement après les repas reviennent et une nouvelle crise se développe, crise qui ne cède que lorsque la malade est remise au régime lacté absolu pendant une dizaine de jours.

Une autre tabétique, Mme Briss..., a présenté des accidents analogues. Cette malade est atteinte de tabes depuis 1884. Elle a des douleurs fulgurantes intenses.

Les réflexes patellaires sont abolis. L'incoordination des membres supérieurs et des membres inférieurs est extrême. Il y a une diminution marquée de la sensibilité cutanée sur tout le corps jusqu'au niveau de la partie supérieure du thorax. Signe de Romberg. Signe d'Argyll Robertson.

La malade est sujette aux crises gastriques.

Au mois de décembre 1899 apparaissent des douleurs dans les côtés, avec sensation de constriction intense, revenant tous les jours à 3 ou 4 heures de l'après-midi et allant en augmentant jusqu'à la faire crier de douleur.

Douleur au creux épigastrique à une pression de 1 500 grammes.

En 15 jours de régime lacté absolu, les douleurs en ceinture diminuèrent et ne tardèrent pas à disparaître. La sensibilité à la pression du creux épigastrique disparaît également et la crise gastrique, qui était probablement imminente, ne se développa nullement.

Un régime alimentaire sévère peut d'ailleurs, s'il est suivi assez longtemps, diminuer sensiblement le nombre et l'intensité des crises, et même les faire disparaître complètement. Nous rappelerons l'observation de Mme Fauch (1), chez qui le régime lacté eut l'influence la plus favorable. Également nous mentionnerons l'observation de Defres (2) où le régime lacté absolu fit disparaître et des crises gastriques apparues à la suite d'une gastrite médicamenteuse.

Voici encore l'observation d'un malade chez qui les crises gastriques ont cédé dès que l'alimentation a été modifiée.

Baud., âgé de 40 ans. Syphilis à 24 ans.

Douleurs fulgurantes, signe d'Argyll Robertson.

Pas de trouble de la miction. Pas de Romberg.

Réflexes patellaires conservés.

Les crises gastriques ont commencé à l'âge de 35 ans en 1894. D'abord séparées par des intervalles de plusieurs mois, elles sont devenues très fréquentes en 1896 et depuis cette époque elles revenaient toutes les trois semaines.

Dans l'intervalle des crises il éprouvait assez souvent après avoir mangé des douleurs en demi-ceinture gauche.

A partir de janvier 1900 il a été mis au régime lacté et aux

(1) Voir p. 69.
(2) Voir p. 60.

œufs. *Depuis cette époque il n'a plus eu de crises gastriques,* et cela jusqu'à aujourd'hui, c'est-à-dire pendant plus de quatre mois.

Il lui reste des douleurs dans le côté gauche, très violentes, apparaissant d'un moment à l'autre, et qui sont calmées instantanément par l'ingestion de bicarbonate de soude ou d'eau chloroformée.

Le malade est fortement hyperchlorhydrique (1).

T = 386, H = 87, C = 219, H + C = 306, F = 80

Somme toute si nous reprenons l'ensemble des faits que nous venons de passer en revue, nous verrons qu'il est fort légitime de conclure que les crises gastriques du tabes sont parfois liées intimement à l'existence d'un état dyspeptique : tout un ensemble d'argument milite en faveur de cette façon de voir.

Nous avons montré tout d'abord qu'une gastrite médicamenteuse créée sous nos yeux pouvait chez les tabétiques se traduire par une crise gastrique typique ; la suppression du médicament qui a provoqué la gastrite médicamenteuse fait aussitôt disparaître les crises gastriques.

---

(1) Nous n'avons presque jamais mentionné l'état du chimisme gastrique de nos malades ; cette question n'a plus en effet aucun intérêt. Sahli autrefois avait émis l'idée que la crise gastrique était liée à l'hypersécrétion chlorhydrique paroxystique ; mais cette opinion est abandonnée depuis longtemps. Comme les gens normaux qui n'ont jamais souffert de l'estomac, les tabétiques sont hyper ou hypochlorhydriques suivant le cas, et chacun fait sa crise avec le chimisme qu'il a. L'absence de troubles chimiques spéciaux au tabes, alors que le sympathique est constamment lesé, semble bien indiquer que le splanchnique n'est pas le nerf sécrétoir de l'estomac. Les recherches de Pawlow ont prouvé d'ailleurs que le pneumogastrique avait seul une action sur la sécrétion gastrique.

En second lieu, nous avons relevé l'histoire d'un certain nombre de malades dyspeptiques longtemps avant que les premiers symptômes du tabes se soient manifestés ; nous avons vu qu'à mesure que la lésion médullaire évoluait, les symptômes dyspeptiques se modifiaient et qu'en fin de compte le malade est arrivé à présenter des crises gastriques.

En troisième lieu nous avons vu que chez les malades de cet ordre les crises gastriques avaient la même cause occasionnelle que les paroxysmes douloureux au cours des dyspepsies : excès alimentaires croissants : émotions pénibles et que chez les femmes elles apparaissent souvent au moment de la période menstruelle.

En quatrième lieu nous avons vu qu'un régime alimentaire convenable empêchait l'apparition d'une crise imminente, diminuait le nombre et l'intensité des crises et pouvait même les faire disparaître.

Quant aux caractères de ces crises ils sont faciles à tracer d'après les observations que nous avons rapportées.

Chez ces malades il existe toujours un état dyspeptique antérieur, qui se traduit, comme nous l'avons indiqué plus haut, surtout par des douleurs au niveau des derniers espaces intercostaux. douleurs venant régulièrement après les repas. Très souvent ces douleurs vont en s'exagérant jusqu'au moment où éclate la crise gastrique : mais parfois aussi la crise apparaît sous l'influence d'une de ces causes occasionnelles qui provoquent les paroxysmes douloureux dans les dyspepsies (excès alimentaires, émo'ions, période menstruelle). Chez les malades que nous avons pu suivre, le creux épigastrique présentait une augmentation de la sensibilité à la pression avant et pendant la crise ; mais cette sensibilité n'est pas proportionnelle à l'intensité des douleurs, et chez un individu normal elle serait infiniment plus vive.

Une fois la crise constituée elle se présente avec tous les caractères des crises gastriques dans le tabes, douleurs intenses, vomissements incoercibles, collapsus.

Un caractère sur lequel il convient d'insister, c'est que, laissée à elle-même, la crise ne se termine pas brusquement comme les crises gastriques classiques, mais au contraire d'une façon lente et progressive. Le malade s'améliore lentement sous l'influence du repos gastrique rendu obligatoire par les vomissements incoercibles. Il faut deux ou trois semaines pour que le malade puisse reprendre son alimentation sans malaise gastrique et sans vomissement.

Enfin, dernier caractère des plus importants, ces crises s'atténuent et disparaissent sous l'influence d'une diète sévère.

Mais nous ne croyons pas qu'il faille reconnaître à toutes les crises gastriques du tabes une pathogénie analogue ; nous pensons au contraire que les crises gastriques d'origine dyspeptique forment une variété à part dans les crises tabétiques : voici les raisons que l'on peut invoquer à ce propos : nous ne trouvons pas en effet dans la majorité des crises les caractères que nous avons relevés dans nos crises gastriques d'origine dyspeptique. Conformément à la description de Charcot, dans l'intervalle des crises on ne découvre aucun état dyspeptique plus ou moins latent ; la crise débute brusquement, sans aucun symptôme qui permette de la prévoir, sans cause occasionnelle appréciable : la terminaison de la crise est brusque également, et aussitôt le malade peut reprendre une alimentation normale. Enfin le régime alimentaire n'exerce aucune influence sur la fréquence ou sur la durée des crises. Tous ces caractères contribuent à séparer ces accidents des crises gastriques qui relèvent d'un état dyspeptique et nous ne serions pas éloignés d'y voir des phénomènes d'origine centrale analogues aux douleurs fulgurantes, mais attei gnant les voies sensitives viscérales.

L'interprétation de cette variété de crises gastriques en relation certaine avec les troubles dyspeptiques est assez difficile à préciser. On peut imaginer à cet égard deux théories.

On peut penser tout d'abord que le trouble gastrique ne crée pas la crise gastrique mais ne fait que la provoquer. Le trouble local, l'irritation periphérique retentit sur la moelle et favorise l'apparition de crises gastriques qui auraient aussi bien pu apparaître sans cela. C'est l'opinion soutenue par M. Hayem : les lésions de l'estomac exagèrent les crises gastriques, mais elles ne peuvent pas les créer de toute pièce.

Dans le tabes « l'état gastropathique dit-il, peut sinon susciter des manifestations nerveuses du côté de l'estomac, tout au moins rendre celles-ci plus fréquentes et plus accentuées » (Traité de médecine et de thérapeutique de Brouardel et Gilbert, tome IV).

On pourrait soutenir aussi que cet accident est directement sous la dépendance de la lésion du système grand sympathique et des troubles de la sensibilité de l'estomac qui en résultent. L'estomac, relativement insensible, laisse les irritations arriver à un degré qu'elles n'atteignent pas à l'état normal où les douleurs gastriques et les vomissements arrêtent le malade dans ses excès alimentaires ou médicamenteux. Le tabétique, en effet, ne rapporte pas à l'estomac les douleurs qu'il ressent dans les côtés et qui reviennent régulièrement après les repas ; la douleur épigastrique qui coïncide parfois n'a en comparaison aucune importance. Il croit qu'il s'agit d'accidents analogues aux douleurs fulgurantes, qui viennent et s'en vont sans raison apparente, et il se soumet passivement. Le plus souvent même, ces malades résistent lorsqu'on veut les soumettre à un régime alimentaire sévère. La douleur gastrique qui constitue chez les dyspeptiques une défense de l'organisme est ici mal interprétée et la sommation des irritations arrive à créer un état douloureux de l'estomac tel qu'on n'en voit guère d'aussi intense que dans l'ulcère. Une fois la crise apparue, le repos gastrique nécessaire où se trouve le malade pendant plusieurs jours laisse à l'estomac le temps de se réparer et il faut d'ailleurs plusieurs semaines pour que le malade puisse revenir à son alimentation normale.

Dans cette hypothèse les crises gastriques d'origine dyspeptiques représenteraient les paroxysmes douloureux d'une dyspepsie presque latente où les accidents quotidiens sont atténués ou modifiés.

Que l'on adopte l'une ou l'autre de ces deux hypothèses d'ailleurs, peu importe. Ce qui est réel c'est que le type clinique de crise gastrique lié aux états dyspeptiques existe et que d'autre part la thérapeutique gastrique améliore ou fait disparaître ces crises.

De toutes les données cliniques, en effet, découle le traitement ; il devra être surtout préventif. Pendant la crise, il est difficile de soulager le malade : mais on doit prévenir les crises grâce à une bonne hygiène alimentaire, en supprimant toutes les causes d'irritations gastriques. Ce sont exactement les règles qui doivent présider à l'institution du régime chez un dyspeptique quelconque, aussi nous n'y insisterons pas ici.

Sur tous ces points on se comportera pour ces malades comme avec des dyspeptiques, on ne négligera pas les troubles accessoires, on tiendra compte également de l'état de l'intestin. Ainsi la constipation prolongée de ces malades suffit parfois, à ce qu'il nous a semblé, à entretenir l'état douloureux de l'abdomen, et permet aux moindres causes occasionnelles de provoquer des crises gastriques. Il en est de même de l'intéroptose, et l'on se trouvera bien de maintenir ces malades au lit, dans le décubitus dorsal (1).

Si maintenant nous embrassons d'un regard tous les faits que nous venons de passer en revue, nous voyons que la lésion du sympathique dans le tabes consiste dans la disparition des petites fibres à myéline qui viennent des racines postérieures. Nous avons vu d'autre part, que l'on trouve d'une façon constante chez ces malades des troubles

---

(1) Nous rappellerons ici que dans la séance du 2 juin 1899, de la *Société médicale des hôpitaux*, M. Achard a signalé en quelques mots l'influence heureuse du régime lacté sur les crises gastriques de certains ataxiques.

de la sensibilité viscérale se traduisant parfois par des symptômes assez anormaux. Le rapprochement de ces deux faits s'impose pour ainsi dire et conduit à cette conclusion que la lésion du grand sympathique dans le tabes est caractérisée par une destruction plus ou moins complète des fibres sensitives qui conduisent à la moelle par les racines postérieures les excitations venant des viscères (1).

(1) Comme nous l'avons rappelé plus haut, Langley a prouvé que bon nombre de ces petites fibres à myéline qui disparaissent dans le tabes ont une fonction sensitive. Des nerfs sympathiques d'une sensibilité extrême, tels que le *nervus erigens* chez le lapin, par exemple, ne contiennent que des petites fibres à myéline.

D'autre part, bien que les grosses fibres à myéline viennent des ganglions spinaux, comme nous l'avons démontré, il n'y a pas de rapport entre leur nombre et la sensibilité plus ou moins grande des troncs sympathiques. D'après Langley, ces grosses fibres à myéline n'auraient pas de fonction relevant de la sensibilité générale ; elles seraient plutôt des fibres afférentes pour certains réflexes spéciaux ; le nerf de Cyon, par exemple, est composé presque uniquement de larges fibres à myéline. Ceci tendrait encore à prouver que les troubles de la sensibilité viscérale dans le tabes relèvent bien de la lésion des petites fibres à myéline. Langley. *Philosophic Transact. Royal Soc.* London, 1892.

OBSERVATIONS

DES TABÉTIQUES DONT NOUS AVONS EXAMINÉ LE SYSTÈME GRAND SYMPATHIQUE

Première Observation

1er *octobre* 1896. — Blanch. Fanny, âgée de 43 ans, couturière, salle Petit-Pinel, lit n° 13.

Antécédents héréditaires. — Père mort à 82 ans, mère morte à 49 ans d'un cancer. Frères et sœurs : 2 frères et une sœur bien portants, 1 frère mort d'un abcès dans la gorge.

Antécédents personnels. — A l'âge de 30 ans, paralysie faciale gauche, d'origine périphérique. Il y a 10 ans, elle eut des attaques de nerfs, qui durèrent 2 ans ; elle fut soignée à ce moment, on lui fit prendre des douches et du bromure.

Il y a 6 ans, la malade a commencé à avoir des troubles de la marche.

Il y a 3 ans, la malade a eu une nouvelle paralysie faciale gauche périphérique, à la suite d'un refroidissement.

Il y a 1 an, la malade commence à perdre ses urines. A la même époque, névralgie intercostale, qui dura une quinzaine de jours ; à la même époque également, douleurs fulgurantes dans les mollets.

Il y a 6 mois, la malade a dû cesser son métier de couturière.

État actuel. — *Motilité.* — La motilité est conservée aux membres supérieurs et inférieurs. État d'émaciation générale assez prononcée sans atrophie musculaire. Abolition du réflexe patellaire. Abolition des réflexes des membres supérieurs.

Conservation du réflexe plantaire.

La marche est hésitante et chancelante. Écartement exagéré des pieds. La malade ne peut se tenir en équilibre sur une seule jambe, ni se tenir debout les yeux fermés.

Sensibilité. — Sensibilité objective intacte. Pas de retard à la douleur, aux membres inférieurs.

Depuis plusieurs mois, et actuellement encore, la malade éprouve des douleurs, sous forme de lancées, aux membres inférieurs. Pas de douleurs aux membres supérieurs, pas de douleurs en ceinture, pas de crises gastriques.

La notion de position aux membres inférieurs est bien conservée ; il n'en est pas de même aux membres supérieurs : les yeux fermés, la malade ne peut atteindre son nez avec son index droit ou gauche, elle fait toujours un écart variant de 7 à 8 centimètres. Les yeux ouverts, elle réussit dès le premier coup. A la face, la sensibilité est intacte, et la motilité est parfaite.

Lorsque la malade tire la langue, celle-ci est le siège de trémulations, de mouvements de propulsion et de retrait assez brusques. La parole est hésitante, parfois un peu bégayante, mais les mots sont bien employés. Il n'y a pas de troubles de la mémoire, ni pour les faits anciens, ni pour les faits récents. Il n'y a pas d'idées délirantes de grandeur ou de mélancolie. L'état mental est donc à peu près intact. Dans le jour, état de dépression assez marquée, avec parfois un léger degré de stupeur. La nuit, cauchemars fréquents. Elle rêve souvent d'animaux.

Examen de l'œil. — Pupilles moyennes, immobiles à la lumière, se contractant à la convergence. Le fond de l'œil est normal. Ne peut lire de l'œil droit les caractères ordinaires, peut les lire avec difficulté de l'œil gauche. Larmoiement à gauche sans éversion des points lacrymaux. Champ visuel d'étendue normale.

Organes. — Aucun trouble digestif. La pression très forte et très brusque du creux épigastrique n'amène aucune douleur.

Au cœur et aux poumons rien à noter. Ménopause il y a 10 ans.

11 *avril* 1899. — L'état de la malade est resté stationnaire, depuis 3 ans aucun phénomène nouveau.

La malade succombe à une congestion pulmonaire.

L'examen macroscopique de la moelle permet de reconnaître la sclérose des cordons postérieurs et l'atrophie des racines postérieures.

Deuxième Observation

Denic, Anaïs, âgée de 64 ans, couturière.

20 *mai* 1894. — *Antécédents héréditaires.* — Père mort à 48 ans, d'une attaque d'apoplexie. Mère morte à 50 ans, d'une fluxion de poitrine.

Une sœur bien portante.

Une sœur morte, atteinte de rhumatisme chronique.

Antécédents personnels. — Scarlatine à l'âge de 7 ans.

Fièvre cérébrale à l'âge de 10 ans.

La malade reste dans un état d'affaiblissement intellectuel assez prononcé, pendant plusieurs mois.

Réglée à l'âge de 17 ans.

La malade était âgée de 48 ans, lorsque l'affection actuelle a débuté en 1879. Elle signale pourtant l'existence de douleurs très vives et de courte durée, dans les membres inférieurs, en 1870.

En 1879, la malade a été prise d'un tremblement généralisé aux membres inférieurs et supérieurs, la tête était indemne.

Ce tremblement est apparu progressivement ; la malade ne pouvait plus saisir un objet; elle le laissait échapper aussitôt : la marche était devenue extrêmement difficile ; la malade était obligée de suivre les murs, puis elle a dû se faire accompagner.

Peu à peu, la marche devint impossible, elle dut cesser son métier de couturière et cet état dura 2 ans. Elle était entrée vers cette époque (1884) à la Salpêtrière; c'est un an après son entrée qu'elle a recommencé à faire quelques pas.

Quelques mois après, le tremblement a complètement cessé, et la marche redevint parfaite. C'est à la même époque qu'elle eut son retour d'âge.

Pendant cette longue période (1879-1885) la malade avait des douleurs extrêmement vives (douleurs lancinantes et fulgurantes). Ces douleurs siégeaient principalement dans les membres inférieurs, et surtout dans les cuisses.

Les membres supérieurs en ont été toujours indemnes; elle avait également des douleurs en ceinture. Dès le début de la maladie, et même 2 ans auparavant, la malade avait des mictions impérieuses, et de l'incontinence nocturne d'urine. La malade n'a jamais vu double, mais, dès le début de la maladie, l'acuité visuelle avait sensiblement baissé; ces troubles se sont amendés puisque maintenant la malade travaille très correctement, et qu'elle peut lire très facilement son journal.

La malade fut de nouveau très gênée pour marcher en 1889; c'est dans le courant de cette année que le genou droit est devenu volumineux, et s'est déformé, en même temps qu'il était le siège de douleurs très vives. Dans ces dernières années, les douleurs ont persisté, revêtant toujours le caractère de douleurs fulgurantes. Elles sont plus fréquentes et plus marquées la nuit que le jour.

Quelques fourmillements dans les bras et les doigts.

État actuel. — *Membres inférieurs.* — Arthropathie du genou droit, qui est volumineux, globuleux et semble surtout développé aux dépens du fémur. Tuméfaction en masse, épaississement des tissus périarticulaires. Le triceps est atrophié du même côté.

Le réflexe patellaire est aboli, le réflexe plantaire également. L'énergie musculaire est conservée dans le membre inférieur gauche. L'hypotonie est très marquée. La notion de position est abolie : la malade ne sait plus quelle situation occupent ses jambes.

La sensibilité est très altérée. Pour le tact simple, elle est complètement abolie dans les deux membres inférieurs; cette anesthésie remonte très haut sur le tronc, et elle est presque absolue jusqu'à la racine du cou.

La sensibilité à la douleur est diminuée dans les membres inférieurs, mais davantage sur les jambes que sur les pieds. Il y a diminution avec retard.

La sensibilité au chaud et au froid n'est pas altérée.

La malade marche, appuyée sur un bras ou sur une canne ; elle lance la jambe gauche, mais la jambe droite avance régulièrement. La marche reste la même, ainsi que la station debout, quand on ferme les yeux à de la malade.

Membres supérieurs. — L'énergie musculaire est intacte ; les réflexes olécrâniens sont conservés. La sensibilité est diminuée sur la face interne du bras.

Légère ataxie des membres supérieurs, les yeux fermés.

Les mictions sont impérieuses.

Les pupilles en myosis léger ne réagissent pas à la lumière, et se contractent à la convergence.

17 *juin* 1899. — Depuis 5 ans, la maladie a fait des progrès ; la malade ne peut plus marcher.

Elle présente les mêmes symptômes, et de plus, de temps à autre, des crises de diarrhée tabétique typique, avec selles fréquentes, besoins impérieux et peu de douleurs.

La compression même violente du creux épigastrique ne détermine qu'une gêne très légère.

La malade succombe le 5 juillet 1899 aux progrès d'une escarre apparue il y a un mois.

L'examen à l'œil nu de la moelle permet de constater la sclérose des cordons postérieurs et l'atrophie des racines postérieures.

Troisième Observation

20 *juillet* 1899. — Pagn..., âgée de 64 ans, teinturière, salle La Rochefoucauld, lit n° 1.

Antécédents héréditaires. — Père mort paralysé, mère morte de la poitrine.

Une sœur a été internée pendant quelque temps à Ville-Évrard, mais elle est bien portante actuellement. Sur 14 enfants, 5 vivent encore.

Antécédents personnels. — A l'âge de 12 ans, fièvres intermittentes.

Réglée à l'âge de 13 ans. A 24 ans, se marie. Mari bien portant. Le premier enfant meurt en nourrice : plus tard elle a eu une fausse couche. Vers 40 ans, la malade a eu une forte hématémèse : peu de temps après, les règles disparurent.

Les accidents tabétiques, que présente la malade, paraissent avoir débuté il y a 10 ans et être survenus à la suite d'une chute que la malade aurait faite de la hauteur d'un 1er étage.

Depuis cette époque, la malade a éprouvé des douleurs fulgurantes dans les jambes et dans le dos, douleurs revenant souvent et assez fortes pour empêcher tout travail. Avant sa chute, la malade n'avait aucune douleur.

Depuis 8 ans, la malade ne peut plus marcher toute seule. Cette impossibilité de se tenir debout est survenue rapidement en 1 ou 2 mois.

Il y a 12 ans, 6 mois après sa chute environ, la malade a perdu la vue à peu près complètement ; elle ne peut donner aucun détail plus précis.

État actuel. — Depuis 8 ans, la malade reste étendue dans son lit, sans pouvoir se lever. Presque tous les jours, la malade a eu des douleurs fulgurantes apparaissant tantôt en un point du corps, tantôt à un autre.

Autrefois, les crises de douleurs fulgurantes étaient beaucoup plus intenses.

Depuis 10 ans environ, la malade éprouve des douleurs de construction thoracique, avec sensation d'étouffement, comme si elle était serrée dans une cuirasse. Ces douleurs apparaissent après le repas, surtout lorsqu'elle a mangé trop abondamment. Lorsqu'on appuie au niveau du creux épigastrique, on provoque une douleur locale, avec sensation de constriction au niveau des dernières côtes.

La force des membres inférieurs est sensiblement diminuée. Lorsqu'on met la malade debout, elle arrive à se tenir tant bien que mal, les jambes écartées, en oscillant ; mais elle ne peut marcher.

Elle a à peu près la notion de la position de ses jambes, mais lorsqu'on leur imprime des mouvements passifs, elle est obligée de réfléchir pour savoir si l'on remue la jambe droite ou la jambe gauche.

La sensibilité cutanée, aux membres inférieurs, est conservée ; il n'y a qu'un léger retard.

Aux membres supérieurs, la force est conservée ; la sensibilité cutanée est normale ; la sensibilité articulaire est intacte, le sens stéréognostique aussi.

Au niveau du thorax, la sensibilité cutanée est diminuée, sur une zone large de 4 doigts, à la hauteur des seins.

La cécité est totale. Les mouvements des yeux paraissent conservés, les pupilles immobiles, ne réagissent ni à la lumière, ni à la convergence.

15 *août* 1899. — La malade, qui était très cachectique, succombe après avoir présenté des troubles intestinaux. L'examen à l'œil nu de la moelle permet de constater la sclérose des cordons postérieurs et l'atrophie des racines postérieures.

Quatrième Observation

Franc., Antoinette, âgée de 74 ans, fleuriste.

Rien d'intéressant à noter chez ses ascendants.

Une de ses sœurs est morte paraplégique à 84 ans, un de ses frères épileptique est mort d'une maladie de cœur à 67 ans ; un autre frère est mort à 58 ans d'une congestion cérébrale ; un autre est mort en bas âge.

Dans ses antécédents personnels on relève plusieurs maladies fébriles pendant son enfance sur lesquelles il est impossible d'avoir des renseignements précis.

A 57 ans, la malade a eu une sciatique qui l'a maintenue 6 semaines au lit ; depuis cette époque elle en a toujours souffert de temps à autre, surtout pendant les temps froids et humides.

Depuis huit ans elle tousse tous les hivers.

Il y a deux ans elle a été soignée pendant deux mois pour une dysenterie violente.

Elle a été mariée à 27 ans ; le mari, bien portant, est mort d'un cancer à la bouche. Elle a eu trois enfants, tous morts actuellement ; l'un est mort à 9 ans du choléra ; les deux autres sont morts peu de jours après leur naissance. La malade a eu une fausse couche accidentelle après une chute.

Maladie actuelle. — Il est difficile de préciser le début de la maladie actuelle. Très jeune la malade a eu des douleurs dans les membres inférieurs ayant le caractère de douleurs térébrantes et fulgurantes. Ces douleurs duraient deux ou trois jours, disparaissaient pendant deux mois puis revenaient au moment des règles. Sous l'influence des émotions ces douleurs semblaient augmenter d'intensité et de fréquence : ces douleurs n'étaient jamais localisées aux articulations.

La démarche est incertaine et hésitante depuis longtemps ; mais c'est seulement dans ces dernières années que la malade ne peut plus se tenir en équilibre dans l'obscurité.

Depuis deux ou trois ans la malade se plaint de douleurs constrictives autour de la poitrine. Il lui semble qu'elle est serrée dans un corset de fer.

État actuel. — Les membres supérieurs et surtout les membres inférieurs sont assez amaigris, mais il n'y a pas d'atrophie à proprement parler.

Le réflexe patellaire est aboli ; le réflexe plantaire est aboli également.

Il n'y a pas de troubles de la sensibilité cutanée, sauf un léger retard avec hyperesthésie aux membres inférieurs.

La marche est incertaine ; la malade talonne un peu ; le signe de Romberg est très net.

Les sphincters sont intacts. Jamais de troubles vésicaux.

Inégalité pupillaire avec signe d'Argyll Robertson.

Il n'y a aucun trouble digestif ; la malade n'a jamais eu de crise gastrique.

Anesthésie totale du creux épigastrique à la pression forte.

Le cœur est arythmique avec forte impulsion de la pointe ; il n'y a pas de bruits anormaux, les artères sont dure et serpentines.

La malade meurt d'une pneumonie le 15 décembre 1899.

L'examen macroscopique de la moelle permet de constater la sclérose des cordons postérieurs.

Les racines postérieures, examinées sur des coupes après coloration à l'acide osmique et au carmin, ne contiennent que quelques fibres intactes.

Cinquième Observation

Gillard Adel., 41 ans.

La mère, morte actuellement, a présenté des attaques de nerfs.

La malade a eu une fièvre éruptive dans son enfance, mais elle ne peut préciser l'année.

Réglée à 13 ans et demi, elle a été déflorée à cette époque.

Les premières douleurs fulgurantes ont apparu à l'âge de 16 ans. Elles ont commencé par le pied gauche et les malléoles ; elles ont duré trois jours, puis ont cessé pendant quatre mois. Au bout de ce temps elles sont revenues ; après cette deuxième crise la malade a eu un répit de deux mois ; puis les crises se sont rapprochées et n'ont pas tardé à revenir tous les jours.

Depuis cette époque et pendant une dizaine d'années la malade a eu des crises d'hystérie.

A l'âge de 20 ans la malade a commencé l'usage de la morphine et depuis elle n'a plus cessé.

A 25 ans, en 1882 la malade a eu sa première crise gastrique, depuis un an déjà la malade avait de temps en temps des douleurs vives à l'estomac accompagnées de vomissements. Mais la première grande crise date de 1882, elle a duré de trois semaines à un mois, la malade n'a jamais eu de crise gastrique aussi violente.

A cette époque la malade a été mise au régime lacté absolu, et y est restée pendant quatre ans. Les crises se sont pourtant reproduites très souvent, mais en diminuant toujours d'intensité et de durée. Depuis 1885 la malade n'a plus eu de crise gastrique.

Vers 1888 les troubles de la marche se sont accentués, il lui était impossible de se tenir debout dans l'obscurité.

En 1895 la malade a eu un zona intercostal, correspondant au 6e espace intercostal gauche.

État actuel en 1899.

La malade extrêmement amaigrie est confinée au lit ; il lui est impossible de se tenir debout. Les membres inférieurs sont atrophiés. Le genou gauche présente des mouvements de latéralités. En 1897, le cubitus gauche s'est fracturé sans que la malade ait subi un traumatisme ou fait un effort violent. Il existe une cyphoscoliose à convexité dirigée du côté droit ; sur toute l'étendue de cette déviation les os soulèvent la peau comme une véritable néoformation.

Les réflexes rotuliens sont abolis.

L'incoordination est extrême aux membres inférieurs, comme aux membres supérieurs.

Retard très marqué dans la perception de la piqûre.

Hyperesthésie extrême de la peau du thorax ; le moindre contact y est douloureux, la malade ne peut pas supporter le frottement de ses vêtements.

Cette hyperesthésie empêche d'avoir des notions exactes sur la sensibilité du point épigastrique, sa sensibilité paraît augmentée.

La malade présente de l'inégalité pupillaire.

Le signe d'Argyll Robertson est très net. L'acuité visuelle est diminuée. La malade a eu à plusieurs reprises de la diplopie.

Actuellement la malade n'a pas de troubles sphinctériens, mais autrefois elle a perdu ses urines.

La malade atteinte de congestion pulmonaire succombe à des accidents cardiaques, le 13 novembre 1899.

Les cordons postérieurs de la moelle sont sclérosés.

Les racines postérieures, prises à des hauteurs différentes, et examinées sur des coupes sont extrêmement atrophiées.

Sixième Observation

Molin..., âgée de 72 ans.

Rien à relever dans les antécédents héréditaires. La malade n'a pas eu de maladies antérieures.

Elle a eu une fausse couche et trois enfants venus à terme ; elle en a perdu deux de méningite, l'un à 22 mois, l'autre à 6 ans. Actuellement, elle n'a plus qu'un enfant, bien portant.

Observation prise en 1899. — Les premiers symptômes de tabes ont débuté il y a 11 ans et ont consisté en douleurs fulgurantes, se produisant sous forme de lancées dans les membres inférieurs et dans les membres supérieurs. D'abord presque continues, avec exaspérations passagères, ces douleurs sont devenues moins fréquentes et moins vives depuis 4 ans.

La marche, pénible, rendue dangereuse par le dérobement des jambes et par l'incoordination toujours progressive, est devenue impossible depuis 4 ans.

N'a jamais eu aucun trouble gastrique.

Actuellement, atrophie musculaire généralisée très accusée.

Incoordination extrême des membres inférieurs et des membres supérieurs.

Abolition des réflexes pupillaires.

Retard très notable dans la perception des sensations douloureuses portées sur les membres inférieurs.

Les pupilles sont immobiles à la lumière, mais se contractent dans les mouvements de convergence. Le fond de l'œil est normal.

Début de cataracte des deux côtés.

Diplopie passagère à distance ; d'après les symptômes rapportés par la malade, il semble qu'il s'agisse d'une paralysie des releveurs ou des abaisseurs de l'œil droit.

Analgésie épigastrique.

Depuis 3 ans, la malade perd ses urines.

Il y a 3 ans également, la malade a présenté un hématome, très volumineux, sur la cuisse gauche, survenu sans cause appréciable, et qui a disparu spontanément.

Morte de cachexie le 27 novembre 1899.

Sclérose des cordons postérieurs de la moelle.

Atrophie très marquée des racines postérieures, examinée sur des coups.

Septième Observation

Touss..., Marguerite, âgée de 73 ans, entrée à la Salpêtrière en 1897.

Rien à relever dans les antécédents héréditaires.

La malade a eu une pneumonie de 5 à 15 ans. Elle n'a pas été mariée, elle n'a pas eu d'enfant ni de fausse couche ; aucun antécédent syphilitique. Réglée à 12 ans 1/2 ; ménopause à 50 ans.

Depuis quelques mois, la malade se plaignait d'être moins solide sur ses jambes, d'être vite fatiguée ; mais elle n'accuse aucun trouble que l'on puisse rapporter à l'incoordination.

Elle n'a pas de douleurs dans les membres inférieurs.

Depuis 2 mois, la malade a de l'incontinence d'urine ; elle urine au lit sans en avoir conscience et, pendant le jour, quand elle sent le besoin d'uriner, elle perd toujours quelques gouttes.

Mais tout cela ne l'avait pas inquiétée. Si elle est allée consulter aux Quinze-Vingts, c'est pour les troubles de sa vue, apparus depuis peu. Des Quinze-Vingts on l'a renvoyée à la Salpêtrière.

A la consultation, on remarqua un myosis très marqué des

deux côtés ; les pupilles restent immobiles à la lumière, mais le réflexe de la convergence se fait bien. Pas de diplopie, pas de paralysie des muscles de l'œil.

La malade marche d'une façon saccadée en tâtonnant chaque fois qu'elle pose le pied à terre.

Immobile et les pieds joints, elle peut fermer les yeux pendant plusieurs secondes sans perdre l'équilibre ; elle peut même faire quelques pas les yeux fermés ; mais alors elle perd rapidement l'équilibre.

Elle ne peut pas se tenir en équilibre sur un seul pied.

Pas d'incoordination ni aux membres supérieurs, ni aux membres inférieurs.

Le réflexe rotulien est conservé des deux côtés.

La malade meurt en 1899, le 23 décembre, de tuberculose pulmonaire chronique.

Sclérose des cordons postérieurs de la moelle.

Les racines postérieures sont examinées sur des coupes : dans la région dorsale supérieure et moyenne en particulier elles sont beaucoup moins atrophiés que les racines des malades précédentes ; elles contiennent encore un nombre aux considérants de fibres saines.

CONCLUSIONS

Les recherches exposées au cours de ce travail nous amènent aux conclusions suivantes :

1° Dans le sympathique cervical, le sympathique thoracique et le splanchnique des sept tabétiques que nous avons pu étudier on constatait la disparition d'environ la moitié des petites fibres à myéline avec conservation à peu près complète des grosses fibres à myéline. Cet état ne se retrouvait pas sur les troncs sympathiques de 10 sujets morts d'affections les plus diverses autres que le tabes. Il semble donc légitime de conclure que c'est là un état pathologique spécial au tabes.

2° L'expérimentation sur le chat nous a montré que l'on pouvait produire des lésions tout à fait analogues, en sectionnant des racines postérieures entre la moelle et les ganglions rachidiens.

On détermine ainsi dans le sympathique thoracique la dégénérescence des nombreuses petites fibres à myéline qui viennent de la moelle et passent par les racines postérieures pour aller par les rameaux communicants aux troncs sympathiques. Les fibres chez le chat passent surtout par la 4e racine dorsale postérieure. Dans cette expérience on respecte les grosses fibres à myéline du sympathique dont les cellules d'origine sont situées dans les ganglions rachidiens.

C'est donc la lésion des racines postérieures dans le tabes qui entraîne à sa suite l'atrophie partielle des petites fibres à myéline des troncs du sympathique. Ce qui le prouve c'est que la lésion du sympathique est d'autant plus intense que les racines médullaires correspondantes sont plus altérées.

3° Ces petites fibres à myéline du sympathique, qui passent par les racines postérieures, n'ont pas de fonction motrice sauf peut-être au niveau de la région lombaire, comme nous l'ont appris les recherches des physiologistes. Ce sont probablement des fibres sensitives : les analgésies viscérales constatées dans le tabes tendent à le démontrer. C'est à la disparition de ces petites fibres à myéline qu'il paraît naturel de rapporter les troubles de la sensibilité organique si fréquents dans cette maladie.

4° Ces troubles de la sensibilité viscérale se révèlent par les analgésies testiculaires, vésicales, trachéales, et par l'analgésie du sein déjà bien connues ; ils nous ont paru expliquer un certain nombre de troubles gastriques dont nous avons fait une étude spéciale.

5° Les troubles de la sensibilité de l'estomac, dont l'existence bien réelle est marquée par l'analgésie épigastrique, semblent pouvoir expliquer deux sortes de manifestations anormales des dyspepsies chez les tabétiques.

En premier lieu les gastrites médicamenteuses se traduisent d'une façon constante chez ces malades par les douleurs irradiées dans les côtés, surtout dans le côté

gauche, alors que la douleur à l'épigastre est très atténuée et manque parfois.

En second lieu nous avons remarqué que les états dyspeptiques d'ordre banal peuvent entraîner à leur suite des crises gastriques véritables :

Ces crises gastriques liées à des états dyspeptiques ont pourtant quelques caractères spéciaux :

Entre les crises, l'état gastrique du malade n'est pas parfait, mais il existe un état dyspeptique se traduisant souvent par des douleurs dans les côtés revenant périodiquement après les repas.

La crise gastrique apparaît à l'occasion d'excès alimentaires, de surmenage, d'émotions pénibles, au moment des règles chez la femme. Parfois elle succède à une série continue de fautes de régime et les troubles dyspeptiques vont alors en croissant jusqu'à ce que la crise éclate.

La crise gastrique ne disparaît pas brusquement : le malade met plusieurs jours ou plusieurs semaines pour revenir à son état habituel. Tous ces symptômes n'existent pas dans les crises gastriques ordinaires, qui paraissent être d'une nature différente.

La pathogénie des crises gastriques liées à des états dyspeptiques est difficile à préciser. On peut penser que l'état dyspeptique exagère seulement la fréquence et l'intensité des crises sans les créer de toutes pièces. On peut penser aussi que ces accidents tiennent à ce que le malade ne sentant pas ou ne sentant que mal, l'irritation de son estomac, continue les excès alimentaires ou médicamenteux, jusqu'à ce qu'il se produise un paroxysme extrêmement violent.

Quelle que soit la valeur de ces théories, le fait important en pratique, c'est la diminution du nombre et de l'intensité de ces crises, et parfois leur disparition complète sous l'influence d'un traitement de l'état dyspeptique longtemps continué.

CHARTRES. — IMPRIMERIE DURAND, RUE FULBERT

www.ingramcontent.com/pod-product-compliance
Ingram Content Group UK Ltd.
Pitfield, Milton Keynes, MK11 3LW, UK
UKHW021229230726
13926UKWH00003B/1338

9 782014 432244